小中医成长记

——听故事 学伤寒

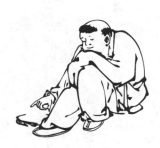

岳小强 著

人民卫生出版社

图书在版编目（CIP）数据

小中医成长记:听故事　学伤寒/岳小强著. —北京:人民卫生
出版社,2017

ISBN 978-7-117-24151-9

Ⅰ. ①小…　Ⅱ. ①岳…　Ⅲ. ①《伤寒论》-通俗读物
Ⅳ. ①R222. 2-49

中国版本图书馆 CIP 数据核字（2017）第 029931 号

| 人卫智网 | www.ipmph.com | 医学教育、学术、考试、健康,
购书智慧智能综合服务平台 |
| 人卫官网 | www.pmph.com | 人卫官方资讯发布平台 |

小中医成长记
——听故事　学伤寒

著　　者：岳小强
出版发行：人民卫生出版社（中继线 010-59780011）
地　　址：北京市朝阳区潘家园南里 19 号
邮　　编：100021
E - mail：pmph @ pmph. com
购书热线：010-59787592　010-59787584　010-65264830
印　　刷：北京汇林印务有限公司
经　　销：新华书店
开　　本：710×1000　1/16　　**印张：**14
字　　数：175 千字
版　　次：2017 年 3 月第 1 版　2017 年 3 月第 1 版第 1 次印刷
标准书号：ISBN 978-7-117-24151-9/R·24152
定　　价：29.00 元

打击盗版举报电话：010-59787491　E-mail：WQ @ pmph. com
（凡属印装质量问题请与本社市场营销中心联系退换）

师承仲景

临诊求真

精继承

前　言

　　当终于码完这本小册子的最后一行字，我不由得长吁了一口气：就像一个十月怀胎的婴孩，终于要呱呱坠地了。 其实何止十月，开始写作这本小书，都已经是十年之前的事情了。 当时自己刚走上教学岗位不久，没有名师指点，怀着对中医的热爱和初生牛犊不怕虎的一腔热情，给中医学生讲授其实自己也并不十分熟谙的中医经典课程，尤其是《伤寒论》《金匮要略》，它们理法方药完备，内容直指临床，但却既文意古奥，又时过病迁，令人颇感学之费力，教之不易。 在讲授过程中生怕误人子弟，所以一边自学提高个人修为，一边思考该如何改进教与学的效果。

　　记忆当年大学时曾拜读过柯雪帆老师的大作《医林掇英》（后增辑改名为《疑难病症思辨录》），柯老采用章回体小说的形式，以生动的故事情节，描写了运用经方进行中医临床诊治的过程，营造出一个鲜活的中医诊疗世界，这本书既让自己对经方产生了浓厚的兴趣，又令自己在中医学习道路上受益匪浅。 于是，当时便萌生了以现行《伤寒论》教材为底本，结合自身体悟，摘取《伤寒论》中主要汤证，通过设计场景，运用章回小说这种年轻人喜闻乐见的形式，编写一本适合《伤寒论》初学者的辅助学习读本的想法。

2007年底左右，我在教学与临床之余，正式开始了本书的写作，起笔有如神助，进展顺利，但写至20余回，始感力之不迫，言之无味，遂束之高阁，忙于琐事。间或偶有操笔，始终缺乏恒心，文稿也是改来改去，鲜有满意。近之恰闻人卫社征稿，便竭力自荐，激励自己在外力督促下，一鼓作气，毕其功于一役。及至今日完稿，共选取《伤寒论》中40个有代表性的经方汤证，结合自身临床，通过还原医患诊治的过程和师生带教的场景，介绍给读者关于今日经方运用的知识及本人对中医的粗浅认识，以冀能在一定程度上体现经方的古为今用，且能融汇部分新知，增益《伤寒论》的时代气息，为广大中医学生、研究生、中医师及中医爱好者了解中医、学习中医经典著作提供些许帮助。

当然，因个人能力水平有限，加之读书不广、临床不博，文中难免存在诸多疏漏，甚至有对中医或经典理解不深或曲解之处，还望各位前辈或同道不吝赐教。

岳小强

2017年1月

—— 听故事 学伤寒

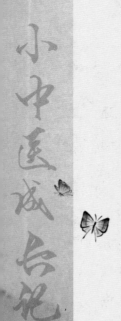

目 录

听故事　学伤寒

小中医成长记

——听故事 学伤寒

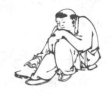

第一回

小医生门诊治外感，老教授喜中有隐忧

　　"雪，下雪了！快来看！下雪了！"

　　昨天刚从学校搬到医院的实习生楼，同学们都收拾行李忙碌到很晚，仲小依正在回笼觉里做着成为一名白衣天使的美梦，却被上铺的席建中一下子给惊得蹦了起来。虽然有些恼，但作为一个土生土长的上海人，看到窗外纷纷扬扬的大雪，自己仿佛置身于北国之中，仲小依还是很健忘地原谅了席建中，坐在窗前沉醉起来。

　　踏着咯吱咯吱的白雪，来自临床医学专业席建中和中医专业的仲小依一起打闹着来到了他们临床实习的第一站——上海市长阳医院中医科门诊，带教他们的是满头银发的郭教授。郭教授是医院知名的中医老专家，他的博学多识和幽默风趣，仲小依在学校上课时就已经领教。看着鹤发童颜的郭教授，仲小依心里暗暗庆幸，能够有这样一位经验丰富的老专家带教，在这里肯定会有所"斩获"了。但席建中对郭教授却一无所知，看着老教授的满头银发，心里却打着另外的算盘——这样一个老专家，尽管临床经验可能非常丰富，但知识体系多半已经老化了，不知在这里能有多大的收获？

二人刚在郭教授的身边坐好，诊室里进来一男一女两个病人，看起来像是夫妇俩。先生身材魁梧，不时地咳嗽几声，妻子则显得娇小柔弱，两人穿着都比较厚实。妻子先坐到了郭教授的面前，柔声细语地叙述起病史来，原来两人昨晚冒着大雪去火车站送老人返回老家过年，没想到穿得少了些，又恰逢春运，在火车站折腾了半天，结果回家以后就都冻得感冒了，所以今天一起来医院看病。郭教授还在沉默不语，席建中却麻利地开好了两张化验单：

"你们两个先去查个血常规，顺便到护士站量个体温。"

仲小依对席建中熟练而老道的处置，心里暗暗地钦佩不已。郭教授和蔼地看了一眼席建中，示意病人先去做检查。

过了一会儿，夫妻两人返回了诊室，化验结果显示，两人的血常规都没有明显异常，妻子测的体温为 38.1℃，先生的体温则是 39.0℃。席建中刚要建议郭教授开点泰诺片等感冒药来把这两个病人打发走，郭教授突然变得严肃起来："病人既然到中医科来看病，就是相信我们中医能够帮他们解决问题，下面我们就用学过的中医药知识来给病人诊治如何？"

妻子也说，其实他们在家里也已经吃过西药了，就是因为症状没有缓解所以才来求助于中医。她吃了日夜百服宁后出了一身大汗，但头还是有点痛，鼻子塞、流清鼻涕，偶尔打喷嚏，身上一阵阵地怕冷，并且感觉有点潮潮的。席建中看了看病人的咽喉，发现没有明显的红肿。仲小依则在望、闻、问、切后，在病历上熟练地写下：恶寒，发热，鼻塞，流清涕，伴汗出、喷嚏，咽不红，舌质淡红，苔薄白，脉浮数，脉体宽缓。

"这是什么病呢？"郭教授问。

"感冒。"席建中和仲小依异口同声地回答。

"那根据中医经典理论，应该诊断为什么病呢？"郭教授继续问。

"应该是太阳病吧。张仲景在《伤寒论》中说：'**太阳之为病，脉浮，头项强痛而恶寒（1）**'。"仲小依不假思索地说。

郭教授赞许地笑了："那这个病人该如何论治呢？小仲试着开个方子。"

仲小依凝神思索了一会："**太阳病，发热，汗出，恶风，脉缓者，名为中风（2）。太阳病，头痛，发热，汗出，恶风者，桂枝汤主之（13）**。"说完便流畅地写下：太阳病中风证。并为疏方：桂枝15g，芍药15g，大枣12枚，炙甘草9g，生姜5片为引。

郭教授满意地在处方上写上"×2剂"，然后签名、盖章。

这会该轮到席建中对仲小依钦佩有加了——没想到对方的中医功底如此深厚。不过他也不甘示弱："郭教授，病人吃了百服宁病情都没有缓解，您这么有把握只开这么点中药，两个人各吃一剂就能够痊愈吗？"

"这是一个人的药，只是适合这个女病人吃的。这个男病人我们还没看呢？中医的诊治思路和西医是不一样的。现代医学重视对疾病"病"的诊断，诊断明确便可给予规范化的药物，这是一种群体化的治疗模式。中医也讲究诊'病'，但更重视对'证（候）'的诊断。其理论则认为，不同的人，即便他们得了同一种疾病，由于其年龄、性别等体质因素的差异，或患病地域、季节等的不同，临床证候表现也多不完全相同，因此重视辨证论治，这是一种个体化的治疗模式。所以，她的丈夫不可照搬用药，而要按照他自身的证候表现来处方用药。当然，中医、西医的最终目的，都是为了治愈疾病，但二者治疗的切入点却大不相同。"

席建中似有所悟地点了点头。

这时，诊室内男性患者突然剧烈地咳嗽了几声，并打了几个寒战，双手抱着胳膊，一副寒冷的样子。席建中下意识地看了看诊室内中央空调的指示开关，液晶屏显示室内的温度为 22℃。先生说他怕冷得厉害，颈部、后背及四肢关节酸痛，尤其是颈部连转动都有些受限，喉咙痒，不时咳嗽，偶尔吐出点白痰，打喷嚏，流鼻涕，咽喉不痛，伸舌时舌质、舌苔也没有发现什么异常。

"郭教授，这个病人的脉体紧束发硬，和刚才的女病人一点也不一样。"席建中首先道出了自己的发现。

"是紧脉。"仲小依感到病人右手的寸脉如"牵绳转索"，于是肯定地说，同时他明显感觉到患者尺肤部的皮肤干烫无汗。

太阳病，或已发热，或未发热，必恶寒，体痛，呕逆，脉阴阳俱紧者，名曰伤寒（3）。 这个病人应该是太阳伤寒，适合用麻黄汤治疗。"仲小依说完又流利地写下了麻黄汤的处方组成：麻黄 15g，桂枝 15g，杏仁 9g，炙甘草 6g。

郭教授接过仲小依递过来的处方，在上面添加了"葛根 30g，芍药 9g，大枣 12 枚"，也给病人开了两剂药。

太阳病，项背强几几，无汗恶风，葛根汤主之（31）。"仲小依恍然大悟，原来自己临床的火候还是不到啊，怎么就把"项背强几几"这个主症给忽视了呢？

这时门诊护士敲门进来，请郭教授去护士站接一个电话，仲小依和席建中见两个患者的处方都开好了，以为已经大功告成，便告知患者去抓药，并热情地交代了交费、取药的流程。

待郭教授返回诊室，发现屋里不见了两个患者，便焦急地问两个学生："患者哪里去了？"

仲小依和席建中洋洋得意地说："我们已经处理好，患者已经取药走了。"

"坏了，患者的病这两剂药可能是治不好了。"郭教授叹着气说。

　　郭教授的话搞得两个学生一头雾水，这是怎么一回事？郭教授究竟在担忧什么呢？欲知后事如何，且听下回分解。

小中医成长记

——听故事 学伤寒

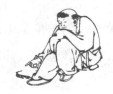

第二回

长沙方服用有讲究，论风寒中西迥不同

　　忙碌中的时间总是过得飞快，不知不觉已是两天以后。席建中和仲小依清晨正在门诊上忙碌，忽然注意到诊室里进来两个似曾相识的身影。两人定睛一看，原来正是两天前来求治感冒的夫妇俩。此时，先生看上去精神不错，谈笑自若，但依偎在身边的妻子却精神不展。妻子坐下后便打开了话匣子，说每次刚服完药后感觉不错，但由于寒假里忙着照顾孩子上辅导班，便没有时间待在家里好好休息。所以每次服药后不久，身上怕冷症状就又出现，伴轻度发热、头痛，一活动就会有出汗的感觉。

　　病人的一席话使席建中和仲小依记起郭教授两天前的教诲：作为一名合格的医生，尤其是合格的中医，并不是仅仅做到辨证诊断准确、处方用药精当就可以了。中医的理法方药是一个完整的整体，任何一个环节的疏漏都可能直接影响到最终的临床疗效。如临床使用桂枝汤，除了告诉患者煎药时加入适量的生姜外，还应该告知其使用文火久煎，这和普通的解表药使用武火快煎的煎煮方法是完全不同的。 更为重要的是，服用桂枝汤后，还必须遵照仲景在《伤寒论》中的要求，施以恰当的调护。 如由于桂枝汤的发汗作用较弱，服药后患者必须卧床盖被子保暖，并服用热粥或开水助汗。 如果上述方法仍然没有汗出，便可以继续服药，直至汗出。如果服用桂枝汤而没有得汗，患者体内的风寒便无法根除，外感病也不会痊愈。 同时，患者服药期间还应该避免进食生冷、油腻、辛辣等物，以免影响药物的疗效。

席建中和仲小依相互对望了一下，脸色不禁都有些泛红。

郭教授并没有怪罪两人的意思，反而和蔼地说："下面我们一起想想办法，看患者现在该如何处置？"

一番望闻问切之后，两个小医生记录病史如下：患者感受风寒后服用桂枝汤两剂，但因调护不当而病邪未解。 刻下仍恶寒，发热，头痛，时时汗出，不咳嗽，鼻音较重，流清涕。 舌质淡苔薄白，脉浮而无力。

"患者的基本证候没有变，还是应该给予桂枝汤治疗。"席建中抢着说。

"可是病人的脉象出现了虚象，还可以发汗吗？"仲小依则比较慎重，试探地问郭教授。

"太阳病，外证未解，脉浮弱者，当以汗解，宜桂枝汤（42）。"郭教授抑扬顿挫地吟道，"这个病人，尽管脉象显示出虚象，但由于病邪在表，故仍须发汗以达邪出表。 而且，桂枝汤证患者所出之汗乃为'病汗'，邪不去则汗不止，'汗为心之液'，汗出过多则愈加伤正，用桂枝汤达邪出表即是顾护正气。且方中桂枝合甘草辛甘化阳，芍药合甘草酸甘化阴，故整个方剂在外可以解肌和营卫，在内可以化气调阴阳，自有扶正达邪之功。"

郭教授又让仲小依给夫妇俩中的妻子开了两剂桂枝汤，并详细说明了桂枝汤的煎服法。

"你的感冒好了吗?"席建中对着妻子旁边的先生问道。

"是的,不过我正好还有个问题要请教你们,"先生说,"我每次服了中药后都没有出汗,所以发热一直没有缓解,并且反而不时感到一阵阵地心烦,但怕冷、头痛、关节痛的症状却有所减轻。今天早晨我服完最后一次药后不久,突然开始流鼻血。但等止住鼻血后却发现,发热、怕冷、头痛等症状都消失了,而且也没有再出现心烦,身上也觉得轻松了许多。"

"《伤寒论》里好像记载有服用麻黄汤后出现鼻衄的条文,可是记不起来了。"仲小依不无遗憾地说。

真是书到用时方很少啊!仲小依现在才意识到自己学习的时候应该把书上所有的原文都背下来,而不应该只选择一级和二级条文,毕竟,临床上的疾病可没有重点与非重点之分啊。

"太阳病,脉浮紧,无汗,发热,身疼痛,八九日不解,表证仍在,此当发其汗。麻黄汤主之。服药已微除,其人发烦目瞑,剧者必衄,衄乃解。所以然者,阳气重故也(46)。" 郭教授吟道,"对于服用麻黄汤后出现的鼻衄现象,后世医家也称为'红汗',这是风寒表邪从鼻随出血而外泄的一种表现,所以病人鼻衄后外感症状随之消失,疾病痊愈。"

听着郭教授熟练地诵出,仲小依暗暗下定决心,一定要制订学习计划,把《伤寒论》所有的条文都背下来。

待病人走后,郭教授又对两位实习医生说:"服麻黄汤后出现的鼻衄,虽然是一种邪气外解的现象,但是对于病人却往往缺乏这样的认识,反而容易误认为病情加重了。因此,作为临床医生,一是要在使用麻黄汤时务必告知其正确的调护方法,以减少这种情况的发生,像我们刚才的病人如果能够正确地温覆发汗,其实鼻衄的情况大多是可以避免的;二是医生对患者的病证演变要具有预见性,提前给予必要的解释与指导,避免引起患者不必要的恐慌。"

"原来要成为一名合格的医生，不仅仅要有高超的医术，还要有丰富的临床相关知识以及对病人认真负责的态度和品德，真是'功夫在诗外'啊。"席建中感慨道。

　　"不过，我还是有一个问题想不明白，我们诊治的夫妇两人，明明是在一起同时患了感冒，可为什么一个得的是'中风'，另一个则是'伤寒'？"席建中继续小声嘟囔，"原来就觉得中医不够科学，现在发现真的如此啊。难道自然界的风邪、寒邪伤人还具有选择性，一个人只是伤了'风'，另一个则只是感受'寒'邪？"

　　"哈哈！"郭教授听到这里和蔼地笑了，"仲小依，你作为中医，明白其中的道理吗？"

　　"我知道太阳中风和太阳伤寒主要指的是临床证候，和单纯的伤了'风'或伤了'寒'在含义上是有所不同的。"仲小依老实地回答。

　　"你们在中医基础理论中学过，自然界有风寒暑湿燥火六种不同的外感邪气，这称为'六淫'，它们的致病特点是截然不同的。其实，中医学的六淫学说，是根据人与自然界的关系，把人体疾病过程中所表现出的一系列症状和体征结合自然现象属性，进行广泛的比较、联系，来推求病因。它并非直接研究自然界六种不同气候对人体的影响，而是研究由于气候因素而导致机体做出类似自然现象的病理反应，再据其病理反应与自然现象相互类比，进而得出的一种'模拟病因'。因此，中医对病因的认识，并不注重其客观实在，而主要是根据病证的临床表现，即通过分析疾病的症状、体征来推求病因，也就是所谓"辨证求因"。然后再据其推求得来的"因"，进行"审因论治"。因此，有时尽管在相同的环境下得病，但由于病人体质等的不同，在临床表现上就可能出现差异，据此也就可能推导出完全不同的病因。因此，中医的'病因'其实已经具备了'病机'的特征。"

　　看着两个小医生还有些迷茫的样子，郭教授继续说："前面外感的夫妇两人，他们感受的邪气当然都是风寒，但妻子体质偏弱，患病后出现发热、恶风、头痛、汗出、脉浮缓等表现，其证与自然界'风'邪致病的属性相类，因此，辨证求因，得出其病因为'风邪'；而丈夫体质健壮，发病后出现恶寒、发热、无汗、脉浮紧等与寒邪致病属性类似的表现，所以辨别其病因为'寒邪'。 清代的钱天来有句话概括得非常精当，他说：'外感之邪，受本难知，发则可辨，因发知受。'讲得就是这个道理。"

　　席建中和仲小依正听得入神，忽然被一阵剧烈的咳嗽声打断了，欲知后续诊治中又会出现哪些波折，请听下回分解。

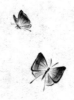

小中医成长记

——听故事 学伤寒

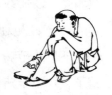

第三回

桂枝汤变化治喘嗽，辨病机论治可一统

上回说到席建中和仲小依正听得入神，忽然被一阵咳嗽声打断，定神一看，诊室里进来一个老妇人和一个五六岁的小姑娘。老妇人六十多岁，面色白净，体型偏胖，不时地发出一阵阵的咳嗽，咳声重浊，并伴有明显的气喘；小姑娘身体匀称，面色红润，偶尔也会咳嗽几声，但精神很好。老妇人一边讲话，一边不停地用手捶打着胸口。原来，由于前几天的大雪使气温骤降，老妇人一不小心，多年的老慢支（慢性支气管炎）犯了。今天早晨一起床，老妇人发现和自己睡在一起的孙女也开始咳嗽了，所以赶紧一起来医院看病。

"老人家，您先去查个血常规，顺便拍个胸片。小姑娘查个血常规吧，胸片就不用拍了。"席建中熟练地做完体格检查，麻利地开好了化验单。

不一会儿，老妇人和小姑娘一起回来了。老妇人的血常规显示白细胞总数 $10 \times 10^9/L$，中性粒细胞比例 81%；胸片结果为肋间隙增宽，双肺纹理增粗。

"老妇人为慢性支气管炎急性发作，按中医理论似乎应该属于'喘证'的范畴。"席建中现在开始学着用中医理论来考虑临床问题了，"至于辨证处方用药嘛，还是让仲小依来进行吧。"

仲小依一边询问老妇人病史，一边在病历上记录：咳嗽，伴气喘，略吐少量白色黏痰，伴恶寒，肢冷，活动或咳喘时则伴汗出，纳寐安，小便调，大便秘结。舌不红，体胖大，苔白略腻，脉右寸滑数有力。

"患者是由于感受风寒而引发宿疾，《伤寒论》中说'**喘家，作桂枝汤，加厚朴杏子佳。**（18）'这个病人应该用桂枝汤加减，同时兼顾其肺内宿疾。"仲小依肯定地说。

郭教授赞许地对学生点了点头，处方如下：桂枝尖6g，赤白芍各15g，川朴15g，苦杏仁9g，瓜蒌仁15g，开金锁15g，炙甘草6g。7剂。

"郭教授，我有个问题。"仲小依看了处方后说，"您用桂枝汤外散风寒，厚朴、杏仁肃肺止咳平喘，瓜蒌仁化痰通便，开金锁清肺化痰，这些我都理解。可方里为何还要用一味赤芍呢？"

"对于多种慢性的肺系疾患，临床病理研究发现，由于支气管或肺泡等的慢性炎症性变，常可引起细支气管的痉挛或肺泡的过度扩张，而上述原因均可以导致肺内微循环障碍，微循环障碍后又会加剧肺的通气与换气功能障碍，使病情加重，这也是慢性肺系疾患迁延不愈的重要原因之一。赤芍具有活血作用，能够改善肺内的微循环障碍。而且现代药理研究证实，白芍和赤芍均有良好的抗炎和解痉作用，可以促进炎症的吸收，缓解支气管的痉挛。"郭教授慢条斯理地说，"就是从我们中医的角度来看，这些患者也的确存在不同程度血瘀的表现，如舌象多半会有隐隐的紫色，这就是血瘀证的证据和使用活血化瘀药的指征。等到患者出现了低氧血症，那舌会出现明显的青紫，甚至还会伴有口唇紫绀。"

席建中听了郭教授的一席话，不禁被其深厚的现代医学知识功底折服了，暗暗下定决心：这样的中医老专家都能搞懂西医，我趁着年轻，也要在学好西医的同时多了解一些祖国医学。

仲小依则请老妇人再次伸出舌头，果然发现她的舌边呈现出淡淡的紫色。

"快来给我的孙女看看吧，她也被我传染得感冒了。"老妇人道，"她今天早晨起来就开始咳嗽，没有痰，说喉咙痒，身上怕冷，我摸着她身上还不停地冒虚汗。这不，早晨刚换的内衣已经湿乎乎的了。"

"小姑娘为急性上呼吸道感染，应该属于中医的'感冒'或者'咳嗽'。"席建中拿着小姑娘的验血单发言了，上面显示中性粒细胞比例78%。

仲小依感到小姑娘的右寸脉浮大略数，"这个患者应该也符合桂枝汤证，只是伴有较明显的咳嗽。"

郭教授对两个学生的表现非常满意，处方如下：桂枝尖4.5g，炒白芍9g，川朴3g，苦杏仁6g，桔梗6g，荆芥3g，生甘草3g。3剂。

"还是桂枝加厚朴杏子汤。"仲小依有点惊讶。

"《伤寒论》第43条'**太阳病，下之微喘者，表未解故也，桂枝加厚朴杏子汤主之**。'这一条和第18条都是讲桂枝加厚朴杏子汤的适应证。区别在于18条为患者素有喘疾，触冒风寒后为外邪所引发；43条则是讲患者新感风寒，由于误治而出现喘咳。其实，在仲景看来，新感后出现的喘咳才最适合用桂枝加厚朴杏子汤，故言：桂枝加厚朴杏子汤主之；而宿疾为风寒引发出现的喘咳，有时也可用本方来治疗，故仲景称之为：作桂枝汤，加厚朴杏子佳。"郭教授说，"在《伤寒论》中，仲景在处方时常会用到

'××主之'、'宜××'、'可与××'等词。语气的不同，也暗示着方证对应关系的区别。'××主之'表示前面的方证最适合用本方治疗，'宜××'则说明前面的方证较为适合用本方治疗，'可与××'则暗示前面的方证既可用本方治疗也可以选择其他同类的方剂来治疗。"

"郭教授，我有一个问题。"席建中又开始发问，"这两个病人，明明一个是'喘证'，一个是'感冒'，两种截然不同的病为什么中医可以用同一个方子来治疗啊？"

"哈哈！"郭教授笑了，"这涉及一个基本的中医学问题，就是'异病同治'。中医重视辨证论治，也就是说，证候是中医临床治疗的基本着眼点，而证候又是病机的具体体现。同一疾病的不同阶段，由于其病机的差异常导致临床证候也多不相同，因此要'同病异治'，这一点大家都非常熟悉。其实，对于临床上不同的疾病，若促使发病的病机相同，那临床'证'的诊断也应该相同，按照中医辨证论治理论，就可以使用同一种方法治疗，这就是'异病同治'。其理论基础是证同治亦同，证是决定治疗的关键。老妇人为外感风寒引发宿疾，肺失宣肃而上逆为喘；这个小姑娘为风寒束表，邪气内迫，肺失宣肃而上逆为咳。二者发病的基本病机相同，所以治疗的方法也就一样。"

"原来我们平常说的辨证论治，其核心是辨别疾病的病机啊。"仲小依感到自己对中医的书本知识有了新的理解，"我感到中医里面对'病'这个概念的认识常常比较模糊，似乎不像现代医学中的病那么严谨，有着明显的区别。如这个小姑娘大致可以符合中医'感冒'、'咳嗽'、'太阳病'等不同'病'的诊断。"

"你说得有一定道理，但也不完全正确。"郭教授谈起专业知识来便滔滔不绝："由于社会历史条件等的限制，中医学在对疾病的认识上走了一条与现代医学发展几乎完全不同的道路。与现代医学擅长从微观病理角度认识疾病，中医更注重从宏观上、从整体上来把握疾病，来归纳疾病的规律。因此，正如你们发现的，在中医临床各科疾病中，中医的绝大多数'病'，其实只是临床上的症状或体征，这在现代医学来看是完全难以理解的。也正因于此，像咳嗽、哮、喘等中医病证，因都与肺脏的功能失常有关，临床上有时的确难以严格将其区分开来。但是，这些以症状等命名的中医疾病，却被赋予了独特的疾病内涵——在病机演变上的规律性。如咳嗽之肺气失宣、肺气上逆，哮病之伏痰壅肺、阻塞气道，喘证之肺气不肃、肾失摄纳等。所以，中医虽然强调辨证论治，但你们应该认识到，辨证其实是在辨'病'（中医之病）的基础上进行的。而中医辨病的核心，就在于抓主症。如咳、哮、喘三者虽然临床有相似之处，但哮之喉中有声、喘之鼻煽肩摇，与咳嗽又有着本质的不同。"

听了郭教授的一番话，席建中有一种茅塞顿开的感觉："原来我总觉得中医只懂辨证不懂诊病，原来中医也讲究辨病的，只是中医的病与现代医学的病完全不同罢了。"

"医生！我可以看病了吗？"席建中的思绪忽然被打断了。

小中医成长记

——听故事 学伤寒

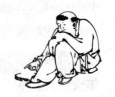

第四回

新产妇汗漏用附子，治伤寒首当重阳气

席建中抬头一看，门诊里一下子涌进来四个人。最前面是一位六十岁左右的老太太，一脸慌张的样子："好了，终于到了！"

"您请坐，哪里不舒服啊？"席建中问。

"不是我，是我儿媳妇！"老太太连忙让开。席建中这才注意到老太太身后的三位：左右一男一女，中间搀扶着一位非常虚弱的青年女性。这位青年女性精神萎靡，脸色发白，额头上全都是汗，额前的头发已经被汗水浸湿，一缕一缕黏在皮肤上。尽管如此，她身上却穿得非常厚实，除了里面的羽绒棉衣，外面还罩了一件肥大的军大衣。

"病人怎么穿得这么多啊？都热成什么样子了。"席建中低声地嘟囔。

"可不能脱！"老太太接过了话茬，"我儿媳刚生了宝宝，本来按老家的规矩，要老老实实待在房间里坐月子，可现在的年轻人非要讲究新潮，要到外面去散步，呼吸什么新鲜空气。这不，一

19

不小心就受凉感冒了。"

"我昨晚觉得自己有点发热，脊背有些怕冷，鼻子也有点塞，考虑到可能感冒了，就吃了一片泰诺感冒片和一包感冒冲剂，"青年女性低声说，"本来想中药加西药，可能会好得更快些。可是到了半夜，身上就开始不停地出汗，衣服被子全湿了，直到现在身上还在不停地出呢。"

"那你晚上是睡着了的时候出汗呢，还是醒着的时候出汗？"仲小依觉得这个病人的病情与汗出有关，想确认病人是自汗还是盗汗。

"醒着的时候出，睡着了醒来发现身上还是出。总之汗孔就像水龙头被拧开了，一直在不停地冒汗。"

这下仲小依开始有些迷惑了，本来想从汗出方面找出诊治的线索，可是现在却陷入了困境。"那除了出汗，你还有什么不舒服啊？"仲小依想另辟蹊径，于是进一步发问。

"身上还有点怕冷，尤其是四肢的关节，觉得好像在一阵阵往外冒冷气，并且还有些疼痛拘挛的感觉，"病人继续说道，"另外，头也还有点痛。"

"噢，病人有恶寒、头痛，说明表证还没有完全解除。"仲小依掩饰不住内心的欣喜，开始观察起病人的舌脉来：舌质淡红，苔薄白，脉沉细略数。

仲小依写好门诊病历，向郭教授投去了求助的目光。

郭教授却似乎有意锻炼一下两个弟子，反而不急不慢地说，"你们两个先分析一下病人的病情。"

"病人产后身体较弱，又感冒后服用发汗药过量，导致汗出不止，应该及时进行补液处理，以免引起水电解质紊乱。"席建中首先发表了自己的观点。

"我觉得目前最主要的是应该先止住病人的汗，只有这样才能避免进一步伤及阴液。 当前病人可以自主饮食，应该不必先忙着补液。"仲小依提出了不同的观点，"但是病人的汗出既有自汗不止，又有夜间盗汗，很难辨别是气虚还是阴虚。 而且，目前病人还有表证的表现，提示汗出还可能与外感有关，但病人的持续汗出又与桂枝汤证的间断少量汗出却又存在着明显的不同。"

"很好！"郭教授向两个年轻的弟子投去了赞许的目光，"你们这次都抓住了病人'汗出不止'这个主症，并围绕其进行了相应的分析，说明你们对中医的诊治特点有了初步的理解。 病人的汗出既与外感风寒有关，又与服用药物不当存在密切的联系，此外还与她新产后体质虚弱分不开。"

"对于汗出不止，早在《黄帝内经》中就有记载，《灵枢·营卫生会》中提到：'黄帝曰：人有热，饮食下胃，其气未定，汗则出，或出于面，或出于背，或出于身半，其不循卫气之道而出，何也？ 岐伯曰：此外伤于风，内开腠理，毛蒸理泄，卫气走之，固不得循其道，此气慓悍滑疾，见开而出，故不得从其道，故命曰漏泄。'《内经》中将这一病证称为'漏泄'，这个称呼非常形象，指出汗出不止就像漏出一样外泄不止。 当然，在这里漏泄的病因病机是病人外伤于风，复进热饮食，而致腠理开泄，汗出如漏。我们今天这个病人，同样是外伤于风，但不同的是病人的汗出并非热食引起，而是由于过汗损伤阳气，致使卫气不能固表，因致汗出如漏。"郭教授顿了顿，"那么，你们再考虑一下，该如何治疗这个病人呢？"

"前面我们刚讨论过，太阳病外证未解，伴有体质虚弱，还是可以用桂枝汤发汗。 而且桂枝汤本身可以通过出'药汗'而止'病汗'。 所以这个病人应该可以考虑用桂枝汤来治疗。"席建中思维敏捷，活学活用，但沉默了一番又说："病人主症为汗出不止，且又伴有脉细、关节冷痛等症状，似乎又不能单纯使用桂枝汤。"

"那该如何调整呢?"郭教授和蔼地望着仲小依。

"我记起来了! 仲景在《伤寒论》中有过这样的病例记录:**'太阳病,发汗,遂漏不止,其人恶风,小便难,四肢微急,难以屈伸者,桂枝加附子汤主之(20)。'**因此,我们可以在桂枝汤的基础上加附子来温阳固表。"仲小依兴奋地说。

"非常好!"郭教授满意地点了点头,他对自己弟子的表现非常满意:"考虑到这个病人产后气血大亏,如果再加上一点补气养血的药物,如黄芪、当归等,就更为切合病机了。"

"我有个问题不明白,"席建中望着郭教授,"这个病人汗出不止,明明是伤阴了,可为什么中医治疗要从温阳入手。"

"这个我来回答,"仲小依抢着说,"虽然这个病人的表现是汗出不止,但是病人的汗出是由于发汗太过、卫阳受损引起,所以从治病求本的角度来讲,一定要温补阳气,卫阳充实后而能固表,则汗自止。 如果不明白这个道理,一味地补阴,就是暂时补充了也会被损耗掉。"

"在中医理论中,阴阳学说是核心。 它认为人体内的阴阳必须保持相对平衡,才能够保持正气充盛,不为外邪所侵犯。 就像《素问·生气通天论》所言:'阴者,藏精而起亟也,阳者,卫外而为固也。'再如'阳气者,若天与日,失其所,则折寿而不彰。故天运当以日光明。 是故阳因而上,卫外者也。''阴阳之要,阳密乃固,两者不和,若春无秋,若冬无夏……故阳强不能密,阴气乃绝。'而在阴阳之中,由于阳气承担着机体的防御和抗邪作用,所以在《伤寒论》中,仲景非常重视对于阳气的保养,处处注意顾护体内的阳气。 这个病人要用桂枝加附子汤来治疗,其实就是体现了仲景扶助阳气的思想。 当然,"郭教授突然话锋一转,"由于这个病人阳气的不足与阴血不足密切相关,所以在使用桂枝加附子汤的时候还要进行一定的加减变化，这也就是为何要增加补气养血药的道理。"

席建中和仲小依被郭教授旁征博引的讲解深深地折服了，更增强了下决心学好中医的信念。

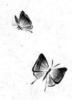

小中医成长记

—— 听故事 学伤寒

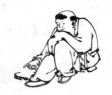

第五回

小青龙平喘有奇功，性温燥中病速调整

席建中和仲小依还想继续向老师请教阳气的问题，这时门诊外传来一阵剧烈的咳嗽声。 应声走进来一位老年男性，大概六十多岁，好像是一位乡下人，穿得有些邋遢。 老人一边走一边咳嗽，且伴有明显的憋喘征象，喉中痰鸣，张口抬肩，脸色发青。 老人刚刚坐下，突然又是一阵剧烈的咳嗽，直咳得涕泪俱出。 老人连忙从口袋里掏出一张皱巴巴的纸头，将脸上的涕泪擦了一下，又把咳出的痰液吐在上面，握在了一只手里。

两个小医生看着这个老年患者，不由自主地皱起了眉头。 但郭教授却丝毫不以为意，反而温和地对老人说：“把你包着痰的纸头给我看看，我想知道你吐的痰是什么样子的。”

老人摊开纸头，席建中和仲小依注意到病人的痰是白色的稀涎，中间夹杂着许多细小的泡沫。

“我有慢性支气管炎 30 多年了，每年冬天都会发作。 最近由于天气不好，两天前我感冒后就又犯病了，每天晚上咳嗽得厉害，都没法平躺下睡觉，只能靠在被子上迷糊。憋得实在受不了了，我只好从乡下坐公交车到你们大医院来看病。"老人定了定神，开始叙述病史。

"你们还想了解些什么？"郭教授和蔼地看着两个弟子。

"有没有做过什么检查？在家里用过什么药吗？"席建中首先发问。

"去年的时候拍过胸片！昨天开始吃了点氨茶碱和消炎药，咳嗽吐痰稍微好了些，可还是胸口憋得很厉害。"老人从口袋里掏出一张皱巴巴的诊断报告来，上面写着：双肺纹理增粗，肋间隙增宽，肺门血管影扩大，右室增大……。

"现在你感冒好了没有？伸出舌头来看看。"仲小依一边问，一边开始给病人搭脉。

"背部有些怕冷，身上没有汗，早晨起床的时候会吐很多白色的稀痰。"

仲小依注意到患者的舌质淡紫而胖大，舌苔白滑，像有水要滴下来，患者的右寸脉也是浮大而滑。

"这个病人该如何诊断呢？"郭教授又问。

"从病史、临床表现结合 X 线报告来看，患者应该符合慢性喘息性支气管炎急性发作的诊断。"席建中肯定地回答。

"这个病人以咳痰喘为主症，应该属于中医哮喘的范畴。《医学正传·哮喘》指出：'哮以声响言，喘以气息言，夫喘促喉间如水鸡声者谓之哮，气促而连续不能以息者谓之喘。'据此，这病人应诊断为哮病。再根据患者吐痰色白以及舌脉情况，应进一步辨证为寒哮。"

"那这个病人该怎样处理呢？"郭教授问。

"《金匮要略·肺痿肺痈咳嗽上气病脉证并治》中说：'咳而上气，喉中水鸡声，射干麻黄汤主之。'因此，这个病人可以用射干麻黄汤来治疗。"仲小依迅速给出了自己的建议。

"非常好！ 但考虑到病人有比较明显的表寒，选用《伤寒论》中的小青龙汤就更为恰当些。"郭教授接着说，"两个方子虽然麻黄、细辛、半夏、五味子等基本用药都相同，但小青龙汤麻黄配以桂枝，解表力量更好；射干麻黄汤麻黄配射干、紫菀、款冬花，化痰止咳平喘作用更佳。"

"'伤寒表不解，心下有水气，干呕发热而咳，或渴，或利，或噎，或小便不利、少腹满，或喘者，小青龙汤主之（40）'。'伤寒心下有水气，咳而微喘，发热不渴。服汤已渴者，此寒去欲解也。小青龙汤主之（41）'。"仲小依熟练地背出了《伤寒论》中的原文，"原来小青龙汤的使用要点之一，就在于第40条中所言的'伤寒表不解'啊。"

郭教授赞许地笑了，他对弟子的表现非常满意。

"我有个问题不明白，"席建中皱着眉头，"刚才仲小依背诵了两条《伤寒论》的原文，均提到小青龙汤的病机为'心下有水气'。 水气应该相当于病人咳吐出来的痰涎吧，但病人的痰明明在肺里，为什么仲景说是在'心下'？ 心下又到底相当于我们现代医学中哪一个部位呢？"

"这个问题我可以来回答，"仲小依接过了话茬，"在《伤寒论》中，"心下"是仲景经常提及的一个部位，它大致相当于解剖学'剑突下'这个位置，也就是胃脘所在的部位。 至于为什么说痰饮之邪的生成与脾胃有关呢？ 这是因为在祖国医学看来，五脏是一个有机的整体，虽然有形之痰经咳吐出于肺中，但痰饮其根本是津液所化，而中焦脾胃属土而主运化水谷，土旺则自能制水，故古人有'肺为贮痰之器，脾为生痰之源'之说。 在医学实践中，小青龙汤中所用的半夏、干姜等，都是能够温运脾胃的药物。 尤其是在哮喘等病证的缓解期，祖国医学往往重视从调理脾胃入手来辅助正气，以预防此类疾病的发作。"

仲小依一边滔滔不绝地长篇宏论，一边还不忘将郭教授的处方在电脑上打了出来。考虑到病人是三十多年的宿疾，仲小依随手在后面写上了"×14剂"。

郭教授看了仲小依递过来的处方，刚要签字，却不仅绉起了眉头。

仲小依见状心中一丝紧张："是不是我把处方打错了？"

郭教授指着仲小依签的剂量说："虽然顾名思义，青龙行云布雨，龙之所至，阴霾自散，小青龙汤治疗水饮所作，乃至当之效方。但毕竟方中麻桂辛夏之属，过于温燥。当中病即止，过用则易生变。正如《素问·五常政大论》所云：'大毒治病，十去其六，常毒治病，十去其七，小毒治病，十去其八，无毒治病，十去其九。谷肉果菜，食养尽之，无使过之，伤其正也。'所以临床使用小青龙汤，当中病即止，不可过用。"

郭教授顿了一下，接着说："民国名医张锡纯先生为了解决使用小青龙后邪气未尽的问题，还专门创制了一首方剂叫'从龙汤'。方由生龙骨、生牡蛎各一两，生杭芍五钱，清半夏四钱，炒苏子四钱，炒牛蒡子三钱组成。专门用于治疗外感痰喘，服小青龙汤病未痊愈，或愈而复发者。这张方子性味平和，寒温得当，既能化痰宁嗽，又无温燥之弊。"

听了郭教授的一番教诲，仲小依觉得自己对小青龙汤的理解又上了一个台阶，自信地拿起笔来，将方子的剂量改为"×7剂"。等他抬起头来，看到老师正在和蔼地望着自己，师徒二人会意地笑了。

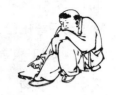

第六回

产后痛妙用新加汤，调营卫桂枝第一方

不知不觉又是一周过去了，这天清晨，仲小依和席建中刚整理好诊室。推开门进来一老一少两位女性。

"小大夫你们早！我们又来了。"年长的老妇人开口了。

仲小依定睛一看，原来是一周前因汗出不止就诊的女患者和她的婆婆。

"上次的药效果非常好，我吃了两剂汗就基本上止住了，再吃了几剂关节冷也不明显了，"年轻女性细声细语地说，"但是现在周身关节仍然常隐隐地作痛，尤其是晚上躺在床上的时候，觉得腿怎么放都不舒服，而且有时小腹也有些绵绵作痛。所以这次想再吃点中药，看能不能彻底地治愈。"

仲小依见郭教授还没有来，便认真地开始搜集病史，写起门诊病历来：

主诉：产后关节及小腹隐痛 1 周。

现病史：患者新产后 3 周，一周前因调摄不慎而外感，出现汗出不止，伴恶寒、头痛、四肢关节冷痛等表现。 服用中药桂枝加附子汤后汗出已止，恶寒、头痛等外感症状亦消失，关节冷也基本消除。 刻下患者仅余关节隐痛，时伴小腹隐痛，夜间为甚，纳寐安，二便调畅。

席建中也完成了体格检查，又对病史做了补充。 查体：关节部位皮肤温度正常，无触痛，腹软无压痛。 舌质淡，苔薄白，脉细弱。

郭教授这时步履矫健地踱了进来，满意地看着两个弟子写的病历："这个病人该怎么下诊断呢？"

"首先要排除风湿类疾患，患者可以进行相应的检查，如查血沉、抗'O'、类风湿因子等。"席建中又抢着发言，"但病人关节局部未见明显异常，似乎得风湿疾患的可能性不大。"

"患者主症为关节疼痛，似应属于中医'痹证'的范畴，但患者的表现和病因等却又与《中医内科学》中'风寒湿三气杂至，合而为痹'的痹证存在明显的不同。"仲小依沉吟道。

"说得非常好！"郭教授应道，"中医的病名多是从症状入手进行诊断的，所以有时类似的疾病间必须要进行必要的鉴别，才能给出正确的诊断。 而在中医学两千多年的发展历史中，随着医学对疾病认识的深入，其病名内涵有时也在不断地发生着变化。 如张仲景在《金匮要略》中并没有使用'痹证'这一病名，与今天痹证类似的病症均散见于'湿病'和'历节'病篇中。 但是，张仲景在《金匮要略》中又提出了'血痹'这一病名，它是由于机体气血不足，加被微风所引起的以肢体局部麻木为主症的一种病证。 虽然仲景将血痹称为'痹'，且血痹与痹证的病位都涉及皮肤、肌肉、关节，但是前者病因病机是以气血不足为主，与痹证的邪自外来有着本质的区别。 因此，仲景创制了黄芪桂枝五物汤来补气通阳、和营祛风治疗本病。"

"今天这个病人，她的症状与'痹证'类似，在病因病机上又与'血痹'有着千丝万缕的联系。该患者新产过后，气血大亏，复外感风寒之邪，出现肌表、关节等不适。现虽然经过施治外感症状已基本解除，但仍有四肢关节、小腹隐痛。其痛绵绵，故主以虚，即中医所谓的'不荣则痛'，系气血不能濡养筋脉、关节所致。"

"那我们是否可以使用黄芪桂枝五物汤来治疗这个患者呢？"席建中抢着问。

"黄芪桂枝五物汤中以桂枝汤为主调营卫、和气血，加黄芪更能增加补气之力，应该可以的。"仲小依点着头。

"病人的确可以使用这个方子加减治疗，但黄芪桂枝五物汤证的主症为脉微、肌肤不仁，与病人的主症不完全符合，所以我们还可以有更好的选择。"郭教授接过了话茬，**发汗后，身疼痛，脉沉迟者，桂枝加芍药生姜各一两、人参三两新加汤主之（62）**。很明显，病人脉弱、关节及小腹痛的主症均与新加汤相符，因此桂枝新加汤更适合这个病人。"

"是啊，经方运用，须讲究方证相合，方为至当。"仲小依暗暗佩服郭教授深厚的中医功底。

"桂枝汤只是个治感冒的方子，为什么只经过小小的调整就可以治疗这么多内伤的病症啊？"席建中感到有些困惑。

"桂枝汤为仲景群方之冠，虽然药仅五味，但配伍却非常精当。方中桂枝发汗解肌，芍药益阴和营敛汗，二者一阴一阳，调和表之营卫；再加生姜助桂枝以解表，大枣助芍药以养血益阴，且二者配伍又有调脾胃、滋化源之功，可调和在里之营卫气血；更妙在于甘草二两，合桂枝辛甘化阳，合芍药酸甘化阴，可以助阴化阳。诸药合用，共奏调营卫、和气血之功。"郭教授顿了顿接着说，"因此，桂枝汤走表可以和营卫而解肌，走里可以调气血而和阴阳。要用桂枝汤解表，须遵仲景调护之法，服后温覆，啜热粥取汗，以助药力走表。如不啜粥，则桂枝汤可调和经络之营卫气血，如黄芪桂枝五物汤、桂枝新加汤诸剂。若桂枝汤与饴糖等甘温守中的药物合用，又能调和脏腑之气血阴阳，如小建中汤即是如此。"

"原来周扬俊说'桂枝汤，外证得之，解肌和营卫；内证得之，化气调阴阳。'讲的这个道理啊。"仲小依拍着脑袋说。

"老师，您说的营卫气血阴阳都把我搞糊涂了，能讲一下它们之间的联系与区别吗？"席建中满脸迷茫的样子。

"营卫都是气的组成部分，为水谷精微所化生。营行脉中，卫行脉外。营卫二气体现了中医学中的'气'又可以再分阴阳：卫气行于外，故又称为'卫阳'；营气行于脉中，又常常被称为'营阴'。营卫二气相伴而行，对于防御外邪、调节汗孔开阖、保持体温恒定、维持睡眠节律等具有重要作用。由于营在脉中，故又与血关系密切。营与血的关系，主要体现了气血之间相互转化，营能够化血，如《灵枢·邪客》说'营气者，泌其津液，注之于脉，化以为血。'同时，血又是营的物质基础和载体，血虚必然营亏。总之，营卫气血这四个概念，尽管在中医学中有着截然不同的定义，但其实四者却是相互联系、密不可分的。调营卫不可脱离气血，和气血又必然影响到营卫。气属阳，血属阴；在气的概念中，卫气属阳，营气属阴。从这个角度来看，调节营卫气血，就是调和阴阳。"

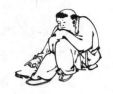

第七回

辨头痛阳明用葛根，除巅疾温肝宜吴萸

席建中刚要继续询问，门诊里又进来三个人，走在前面的是一位老年男性，后面跟着一男一女两个年轻人。仲小依觉得这个老人好像有点眼熟，刚要发问，老人却先开口了："我一周前因为老慢支来看过病，吃了七天中药，病已经好了一大半，现在只有早晨起来会咳嗽几声，吐几口黏痰。"

仲小依注意到患者的舌苔已经变得薄白而干，右手寸脉略滑，想起了上次郭教授的话，暗想："病人应该改用张锡纯的从龙汤了。"

"除了我自己想继续调理一下，这次主要是陪我的儿子和儿媳来看病的。"老人接着说。

年轻的儿媳先让自己的丈夫坐下："我老公一周前感冒了，因为平素一直身体比较壮实，加上我们在城里打工也比较忙，就没有当回事。但从昨天开始他头痛得厉害，并且开始出现腹泻，折腾得昨天一晚上都没有睡好，身体也有点发热。"

席建中注意到患者身材魁梧，体格壮实，面色有些发红，总是皱着眉头，显出有些痛苦的样子。

"头哪个位置痛啊？"席建中问。

病人指了指额头的部位。

席建中熟练地压了压患者两眼的眶上缘，见患者出现了痛苦面容："应该是有点额窦发炎吧。"

"患者前额眉棱骨处疼痛，应该是阳明经头痛。"仲小依开始发挥自己的特长，用中医理论来分析问题，并写下自己观察到的舌脉：舌红苔薄白，脉浮大而紧。

"患者有太阳表证，但头痛的部位、腹泻、舌红等却又与太阳病不相符合。"席建中开始试着用自己刚刚掌握的《伤寒论》知识来分析问题。

"在《伤寒论》中，一经的病证未罢，又出现另一经的症状，有先后次第之分者，称为'并病'。这个病人开始是单纯的太阳外感，后来由于失治而出现前额痛、腹泻、舌红、脉大等阳明病的表现，据此应诊断为太阳阳明并病。"仲小依分析得头头是道。

"非常好，《伤寒论》中说：**太阳与阳明合病者，必自下利，葛根汤主之。**（32）因此，这个患者可以使用葛根汤来治疗。"郭教授开始处方。

"那患者的头痛该怎么办呢？"席建中觉得郭教授好像忽略了点什么。

"是啊，《伤寒论》中葛根汤的主治证有两个，除了太阳与阳明合病的下利，再有就是太阳病兼有项背强几几，好像都没有提到能够治疗头痛。"仲小依也补充道。

"患者的头痛是由于风寒郁闭阳明经络引起的，方中用桂枝汤合麻黄解表散寒，加葛根引药直入阳明经，诸药合用，使风寒得除，则头痛自愈。《医宗金鉴·伤寒心法要诀》中写道：葛根浮长表阳明，缘缘面赤额头痛；发热恶寒身无汗，目痛鼻干卧不宁。就补充了葛根汤可以治疗阳明经络受病所致的额头痛。"

等郭教授给男青年开完了处方，年轻儿媳自己坐下说："我的毛病也是头痛，不过我这头痛已经是老毛病了。自三年前在一次争吵后出现头痛，以后经常因为情志或劳累而诱发。这不，这两天我丈夫病了，我一上火，头痛的老毛病也又犯了。"

"那你的头是也是前额部位痛吗？"

"不是的，我和我丈夫头痛的地方不一样，我主要是头顶这里。"这个女患者拍着自己的头顶，"有时候一侧的头也会带着痛，重的时候觉得整个头都胀痛像要得炸开了似的。"

"头痛的时候还会有什么其他的表现吗？"席建中想进一步寻找证据。

"痛得厉害的时候常常会伴有恶心，想吐却什么也吐不出来，有时会吐出少量稀涎。"女患者回答。

"患者头痛以巅顶部位为主，当属厥阴头痛。"席建中也开始借用经络辨证，"舌质淡苔白多属有寒，脉沉弦而细为肝郁之象。综合分析应该为寒性的厥阴头痛。"

"《伤寒论》厥阴病篇说：**干呕，吐涎沫，头痛者，吴茱萸汤主之**（378）。这个病人主症、病机都和吴茱萸汤证非常符合，应该可以选用吴茱萸汤来治疗。"仲小依肯定地说。

"吴茱萸汤的确非常适用这个病人，方中吴茱萸既可以温中散寒，降逆止呕，且能疏肝理气，善于止痛。辅以人参益气补虚，再重用生姜温胃散寒、化饮止呕。正切合胃寒生浊、肝胃不和、浊阴上逆的病机，所以治疗这个女患者的头痛非常对证。"郭教授顿了一下，"吴茱萸汤在《伤寒论》中凡三见，除了治疗厥阴头痛，仲景还将其用于治疗阳明寒呕：**食谷欲呕，属阳明也。吴茱萸汤主之。得汤反剧者，属上焦也**（243）；少阴吐利：**少阴病，吐利，手足逆冷，烦躁欲死者，吴茱萸汤主之**（309）。上述三个临床病证，虽然主症截然不同，但由于其发病的基本病机都不离胃寒生浊、浊阴上逆，所以可以用同一个方子来治疗。这也就是我们中医中所讲的'异病同治'。"

"老师，我心里一直有个疑惑想请教您。"席建中皱着眉头，"经过这段时间在中医门诊的实习，我体会中医诊病的思路好像与我学过的现代医学截然不同，但这种不同的根源是什么，我又实在搞不清楚。譬如上面两个头痛病人，如果没有器质性的病变，现代医学给予的应该是同样的诊断和对症处理。但中医诊病却似乎并不是这样，而是去寻找两者之间的差异。通过对病人差异性特征的分析给予不同的施治。"

"很好！你对中医开始入门了。"郭教授赞叹道，"这是由于中西医认识人体和疾病的切入点不同所造成的。现代医学建立在解剖学的基础上，它通过微观上分析人体、疾病的共性特征来认识和诊治疾病；而中医学借助察外知内的黑箱理论，善于通过从宏观上分析人体、疾病的个性差异来认识和诊治疾病。所以，现代医学注重的是共性和常态，去异存同，在治疗上也是病同治同，忽略了不同人体之间的差异性。中医学则详究个体的反应差异，同中求异，认为证异治异，所以同一种疾病的治法要比现代医学丰富得多。"

郭教授顿了顿，接着说："现代医学尽管可以从共性上把握疾病规律，但这是以牺牲病人个性为代价的。所以从这个角度上讲，对于千差万别的个体和千变万化的病情，其诊治上必然存在一定的局限性。 当然，由于中医在认识个体差异时必须通过医生的主观体察才能得出，这又使得中医诊治的疗效不可避免受到医生诊治水平的影响，这也就是为何自古以来我们中医强调师徒相授、侍诊抄方的主要原因所在。"

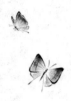

小中医成长记

——听故事 学伤寒

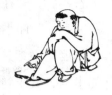

第八回

皮肤病论治从太阳，疗风疹细说麻桂方

席建中正听得如神，诊室的门却被突然推开了，闯进来一位中年男子。中年男子穿着厚厚的军大衣，手臂上套着长长的皮手套，一手臂弯里还挎着一只摩托车全封闭头盔。只见他面色光润，声音洪亮，步履敏捷。席建中正在疑惑这个人到底是否是一个来就诊的患者，男子却把皮手套摘了下来，打开了话匣子：

"大夫，我是个摩的司机，常年在街上拉客，风里来雨里去的，一直身体健壮。可从前年开始，每到冬季我这头面、双手裸露的部位受了风吹就开始瘙痒，有时还会有一片一片地突起，痒得厉害。去医院看了几次，医生说是荨麻疹，给开了些抗过敏的药，吃了就减轻，可一停药就会复发。今年冬天特别冷，我这病也就犯得特别厉害。吃西药无法除根，就只好来看中医了。"

"唉，现在病人得了病，往往都是来来去去地看西医，只有西医看不好，实在没路可走了，才会想到看中医，这不能不说是一种悲哀啊。"仲小依暗暗地为中医的现状叹息。

席建中却是满心兴奋：原以为到中医门诊实习是一件非常无聊的事情，没想到却会有意想不到的收获，接触到一种几乎全新的替代医学理论，正好可以在许多方面弥补现代医学的不足。

"现在你身上有发作的风疹团块吗？ 让我们看看。"

中年男子撸起袖子，双手手腕部位露出了一块一块不规则的淡红色风疹团，他又指着自己的脖子："你看，这里也有。"

席建中摸了摸，感觉到这些风疹团高起皮肤，形状不规则，并连接成片。 风疹块的边缘部位微微发白，中间泛出淡红色。

"除了瘙痒，你还有什么不舒服的感觉吗？ "仲小依问，"身上是不是特别容易出汗？"

"没有什么了，就是特别怕风吹，一遇冷风就会起风疹块。"

"患者风疹瘙痒遇风遇寒则发，应该是外感病，证属风寒。仲景在《伤寒论》中将太阳风寒表证分为太阳中风和太阳伤寒两大类，太阳中风的主要特征为汗出、脉缓，太阳伤寒的主要特征为无汗、脉紧。 但患者除了恶风寒这一风寒表证的特征性表现，难以进一步判定到底是太阳中风，还是太阳伤寒。"仲小依向郭教授投去了求援的目光。

"是啊，患者的寸脉微浮，既不是浮缓，也不像是浮紧。"席建中也跟着附和。

"其实啊，在《伤寒论》中，太阳病除了太阳中风和太阳伤寒这两大类基本证候，还有一类相对比较特殊的证候，这就是太阳表郁轻证。 太阳表郁轻证多为太阳病失治误治、迁延日久而成，这时病情多已较轻，表证的表现不够典型，难以判定患者是桂枝汤证还是麻黄汤证，所以仲景多使用麻黄汤与桂枝汤的合方来治疗。"

"我记起来了！仲景总共创立了桂枝麻黄各半汤、桂枝二麻黄一汤、桂枝二越婢一汤三个方剂来治疗这类证候。"仲小依显得有些兴奋，"其中，在桂枝麻黄各半汤证中，仲景明确提出了患者的主症为'身痒'。"

　　"**太阳病，得之八九日，如疟状，发热恶寒，热多寒少，其人不呕，清便欲自可，一日二三度发。脉微缓者，为欲愈也；脉微而恶寒者，此阴阳俱虚，不可更发汗、更下、更吐也；面色反有热色者，未欲解也，以其不能得小汗出，身必痒，宜桂枝麻黄各半汤。（23）**"郭教授熟练地将原文背诵了出来，使得两位小医生有些愕然。

　　"在这一条中，仲景对于太阳病后期的转归，列出了三种情况。一是脉象去紧反缓，为外感得去、疾病向愈的佳象；二是邪正交争日久，邪未去而正已伤，表现为正虚邪存，当扶正解表；三是邪正僵持，外邪闭表，阳气怫郁，气血周行不利而出现面红、身痒。"郭教授娓娓道来，"对于太阳表郁轻证的辨治，由于其外感症状不够典型，仲景在抓主症的基础上，主要是根据患者寒热的多少来进行辨证处方的。桂枝二麻黄一汤主症为'形似疟，一日再发'，其寒热症状最轻，病势缓；桂枝麻黄各半汤为'如疟状，发热恶寒，热多寒少……一日二三度发'，其寒热症状相对较重，发作更频，且有面红、身痒等外邪闭表，阳气怫郁的表现；桂枝二越婢一汤亦为'发热恶寒，热多寒少'，但多兼有口微渴、心微烦等内有微热的表现。再看用药，桂枝二麻黄一汤为5/12的桂枝汤加2/9的麻黄汤，重桂枝而轻麻黄，意在微汗解表；桂枝麻黄各半汤为桂枝汤与麻黄汤各取1/3，微增其发汗解表之力；桂枝二越婢一汤则为1/4的桂枝汤加1/8的越婢汤，发汗解表的同时兼清里热。可见仲景用药丝丝入扣，病变药亦变，务求切合病机。"

"桂枝汤和麻黄汤不都是治疗感冒的方子吗？ 怎么合起来就可以用来治疗荨麻疹呢？"席建中觉得有些难以理解，直率地提出了自己的困惑。

　　"其实，就是桂枝汤和麻黄汤不合方，它们本身也可以用来治疗荨麻疹等多种皮肤病。"郭教授乐呵呵地说，"在许多皮肤病的发病过程中，患者常常会伴有恶风、寒热、无汗等表证的表现，提示患者病位在表，《素问·阴阳应象大论》中说：'其有邪者，渍形以为汗；其在皮者，汗而发之'，故可以借助解表剂使用汗法来治疗。 广而言之，你们在方剂学中所学习的解表剂，它不仅仅可以用来治疗感冒，或者是其他外感疾患，即便是许多内伤病，只要确定患者的病位在表，都可以使用具有解表作用的方剂来治疗。 如仲景针对水肿提出'诸有水者，腰以下肿，当利小便；腰以上肿，当发汗乃愈'的治疗原则，立越婢汤、甘草麻黄汤等来治疗水气在表，再如使用麻黄连轺赤小豆汤治疗湿热黄疸，均是汗剂在内伤杂病中的灵活运用。"

　　"当然，就荨麻疹而言，到底是选择桂枝汤、麻黄汤、麻桂合方，还是其他别的方剂来进行治疗，则必须通过中医的辨证来确立。 辨证时除了要依靠上述汤证的主症，荨麻疹作为一种皮肤局部疾患，我们还可以借助风疹的颜色、形态等进行辅助辨证。 如风疹色白、遇冷加重、局部无汗，多为卫郁营滞，属麻黄汤证；若风疹白中透红、恶风、局部时有汗出，多为卫强营弱，属桂枝汤证；倘风疹或红或白，或红白相间，遇风寒加重，汗出不明显，舌脉等也不典型，则可用麻桂合方治疗。 另外，如果疹色鲜红、遇热加重，则多属风热；风疹反复发作，搔抓出血，湿水淋漓，则多兼夹湿热。"郭教授顿了顿，"临床上，麻黄汤与桂枝汤的适用症非常广泛，除了感冒、荨麻疹等，还可用于长期低热、支气管哮喘、痹证、银屑病等多种疾患。 麻黄汤与桂枝汤所主治病证的共有病机在于营卫失和，二者均长于调和营卫，但麻黄汤的主治病机为卫郁营滞，桂枝汤则为卫强营弱，这是两者临床使用的主要差别。"

小中医成长记

——听故事 学伤寒

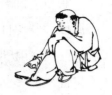

第九回

除寒湿麻黄加苍术，论表证病变涉六经

　　清晨刚刚起床，仲小依就觉得天气特别冷，想起昨天天气预报说又来冷空气了，出门时特地戴上了厚厚的线绒帽。等他来到食堂，看到席建中也是穿得鼓鼓的，像一只小胖熊，二人不由地相视而笑。

　　两人来到门诊诊室，发现有一位50岁左右的中年妇女已经等在诊室里了。细心的仲小依发现患者体型较胖，面部有些浮肿，尤其是两个眼睑，晶亮而高高鼓起，恰如《素问·平人气象论》所言："目裹微肿如卧蚕起之状"。这时席建中也注意到了患者的面容，两人开始仔细地询问其患者的病史来。患者说自己颜面浮肿反复发作已经有两年多了，一直不能完全消退，每每因触冒风寒而加重，但否认自己曾经得过肾病，而且拿出最近的血常规、尿常规和肾功能等检查，结果也都显示正常。患者也曾经看过多次西医，每次都是医生给开一些螺内酯、氢氯噻嗪之类的利尿剂，吃了后浮肿会减轻一些，但停药后症状又会和以前一样。

患者的回答使席建中陷入了困境：水肿的常见病因有肾源性、心源性、肝源性和营养不良性及甲状腺功能减退引起的黏液性水肿。 患者症状明显与黏液性水肿不符，而心源性、肝源性和营养不良性水肿多从下肢开始，向上逐渐加重，临床以颜面水肿为主症的，最常见就是肾源性水肿，但患者目前的各项检查结果却又不支持，那患者的颜面水肿到底是什么原因引起的呢？

仲小依却并不满足患者对自己病史的叙述，继续询问患者："水肿加重时身体还有哪些不舒服的表现吗？"并开始望舌、诊脉。

"每次浮肿多是在天气变化的时候加重，同时身上特别地怕冷，四肢关节也会觉得酸痛，胸口常会有些闷。 对了，水肿加重时小便的量好像也变得少了。"

仲小依还注意到患者舌质偏淡，舌苔白滑，脉右寸浮弦。

正在这时，郭教授也踱进了诊室，看完两个弟子收集的病史，又翻了翻病人的理化检查报告，笑眯眯地开始发问："你们对这个病情怎么看呢？"

"患者的水肿有点奇怪，好像病因不明。"席建中接着说出了自己的困惑。

"病人以颜面水肿为主，遇风寒加重，应该属于风水。 舌苔、脉象也支持这一诊断。"仲小依则思路非常清晰，但觉得似乎还有不妥，继续补充道，"患者四肢关节酸痛，伴有胸满，好像还兼有湿邪。"

郭教授先看着席建中："这种病症在《内科学》中并没有太多地提及，目前临床多称其为特发性水肿，又称"周期性浮肿"等，是因内分泌、血管、神经等诸多系统失调，而导致的一种水盐代谢紊乱综合征。 本病多见于 20～50 岁生育期伴肥胖的妇女，以水肿与月经周期及体重增加密切相关为主要临床特征。 这种病多没有特异性的诊断指标，多数患者水肿发作与月经周期相关，常在月经前加重，但少数病人周期性也可以不明显，临床有个立卧位水试验有助于辅助诊断。"说着又详细介绍了立卧位水试验的方法。

望着郭教授对现代医学理论侃侃而谈，席建中不禁暗暗钦佩郭教授现代医学的功底。联想到最近国内关于中医是否是伪科学的争议，许多自以为掌握现代科学知识的"院士"、"专家"，他们根本不了解中医，却在自大地叫嚣中医"不科学"，应该"废医验药"。岂不知就连许多中医界的老前辈，他们本身也拥有着较坚实的现代科学根基，并不像他们所认为的那样是一群落后腐朽、抱残守缺的"老古董"。想到这里，席建中不禁替这些自以为掌握了现代科学的"斗士"们感到脸红。

郭教授这时又转向仲小依，肯定地说："你的分析基本正确，目前中医药对于特发性水肿的治疗，的确多从水肿病入手进行诊治。但考虑到这个患者兼有四肢酸痛、胸满等表现，患者的诊断应为太阳湿病。"

"太阳湿病？"仲小依不禁迷糊了，"《伤寒论》中太阳病只有中风、伤寒和温病三种类型，从来也没有听说过还有'太阳湿病'啊？"

"《难经·五十八难》说：'伤寒有五，有中风，有伤寒，有湿温，有热病，有温病'。仲景《伤寒杂病论》所论述的伤寒病，指的就是《难经》中所指的广义伤寒，中风、伤寒、温病都在太阳病篇中被论及，对湿病（含湿温）、热病的论述则是被放在今天《金匮要略》的痉湿暍病脉证治第二篇中。要知道，《伤寒论》和《金匮要略》原是一本书，只是由于后世流传整理，才成为了现在的两部书啊。"

"这个病人虽然表现为颜面浮肿，但其他表现符合湿病'一身尽痛'、'小便不利，大便反快'等特点，故可诊断为太阳湿病。

治疗当借鉴风湿的治法——'发其汗，但微微似欲汗出'，可以使用麻黄加术汤来治疗。"

"湿家身烦痛，可与麻黄加术汤发其汗为宜，慎不可以火攻之。"仲小依流利地背出了《金匮要略》中的条文。

"考虑到患者的病机，可以将方中的白术换成苍术，或者苍白术并用，这样祛湿作用更强，且苍术合麻黄还有助于解表，使邪气自表而出。"郭教授又做了补充。

"郭教授，中医对病证的诊治真是太复杂了。我原来以为感冒等于中医的表证，汗法就相当于现代医学的解热镇痛。可是从昨天的荨麻疹病例，再到今天的特发性水肿患者，发现表证的范围远远不拘于此。而从治疗上看，同为表证，需使用汗法，中医又分为麻黄汤、桂枝汤、麻桂合方、麻黄加术汤等不同的方药来进行治疗，这真是令人眼花缭乱、难以把握。"这回轮到席建中开始感慨了。

"这正是中医学与现代医学的主要区别所在。现代医学的诊治思路是线性的，即疾病—诊断—治疗之间是一一对应的，是一种标准化的治疗模式，只要疾病的诊断相同，给出了治疗方案也是大致相同的；而中医学是一种多维非线性的诊治思路，它的疾病—诊断—证候—治疗之间是多维交叉的，同一种疾病常表现为多种截然不同的临床证候，而不同的疾病在不同阶段还可能会出现相同的证候，上述证候的差异，将直接导致治疗方法的不同。"

"如在《伤寒论》中，太阳病可分为中风、伤寒、温病等不同证候，用药也大不相同。在六经病中，虽然太阳主表，但临床上伤寒表证却又不仅仅拘于太阳。像面赤、额痛、无汗的阳明之表证，寒热、耳聋、目赤的少阳表证，腹痛、自利、脉浮的太阴表证，恶寒、发热、脉沉的少阴表证等等，正所谓六经皆有表证。尽管治疗表证不离汗剂，但由于其'病'的不同，故在用药上还是存在一定的差异。 所以，中医的诊治思路是多维的，既诊病更重证，讲究机圆法活，不拘一格。 要做一名优秀的中医，首先就需要医生具有细微的体察能力、缜密的分析能力和正确的决断能力。前人所谓的'医者，意也'，'医诚艺也'，指的就是中医的这种灵活变通的思维，它虽然难以掌握，但却是中医的精髓和精华所在。"郭教授呷了一口茶，面带微笑继续说，"现在学校为什么要安排你们这些小医生跟我这个老头子临诊抄方呢，就是为了锻炼和提高你们的这种思维能力啊。"

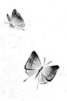

小中医成长记

——听故事 学伤寒

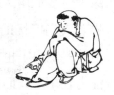

第十回

栀子豉加味疗风温，谈外感寒温本一统

两个小医生正听得入神，诊室里走进来一个十六七岁的小伙子，穿着厚厚的羽绒服，一副无精打采的样子，后面跟着一位中年妇女，看起来像他的母亲。

"医生！"中年妇女一副着急的样子，"我儿子4天前感冒后发烧，我带他在急诊室挂了三天盐水，昨天烧已经完全退掉，感冒的症状也不明显了，本来打算今天送他去上学。可今天早晨一起床，孩子就说又不舒服。刚才在急诊验了个血，没有什么大问题，我只好带他来看中医了。"

郭教授听了这一席话，笑眯眯地看着两个弟子："现在许多病人，只有看遍了西医，觉得实在没有什么办法了，才抱着试试看的心态来找中医'调理调理'，这不能不说是我们中医界的一大悲哀啊。"

中年妇女听了郭教授的话，显得有些不好意思了，刚想解释，郭教授笑着摆了摆手，继续说："这里面除了作为主流地位的现代医学对我们中医药的巨大冲击，其实还隐含了一个令我们这些中医界老人们担忧的问题——就是当前中医服务能力和水平的整体下滑——说白了也就是年轻一代中医工作者使用中医解决临床问题的能力在下降，而这直接导致了老百姓对中医的不信任。现在国内很多人天天在喊着要大力发展中医药，要实现中医药的'现代化'，仿佛一旦实现'现代化'，中医的前途就一片光明了。岂不知当前做好中医的传承工作才是根本，抛弃继承而空谈发展，那中医岂不成了空中楼阁？所以，你们这些年轻人，肩上的担子可不轻啊。"

仲小依听了郭教授的话，刚想开口，郭教授却把话锋一转：

"我们有空再聊，还是先看一下这个病人吧。"

席建中把血常规的化验单递给郭教授，上面的指标的确都在正常范围内。虽然刚才小伙子自己说感觉身上有些发热，可体温计的结果显示 37.3℃，只比正常值高一点点。

"自己说说都感觉哪里不舒服？"郭教授慈祥地看着小伙子，同时开始给他切脉。

"身上觉得有点发热，浑身酸重乏力，头昏头重，早晨起来没胃口，不想吃饭。"小伙子说，"还有就是昨天下午开始觉得心里烦，晚上也没有睡好。"

"伸出舌头来看看？"仲小依道。

小伙子的舌质发红，边尖尤其明显，苔厚白而腻，中罩黄色。郭教授也在门诊病历上补充上了切脉的结果：脉濡缓。

"大家讨论一下，这个病人该如何诊治啊？"郭教授开始启发两个弟子。

"病人的各项检查不支持上呼吸道感染的诊断，从临床症状来看，好像也不完全符合中医的感冒，应该是个感冒的后遗症吧。"席建中还是有抢先发言的习惯。

"我觉得患者不是所谓的'感冒后遗症'，从舌苔和临床症状上来看，反映的是病邪自表入里、由浅入深，是病情加重的表现。譬如现在患者舌质红，舌苔白厚且中间发黄，这是兼有里热的表现。"仲小依沉吟了一下，"结合患者的其他症状来看，他的外感好像还与湿邪相关。可现在正是隆冬，天寒地坼，湿邪又从何而来呢？"

　　看着仲小依紧皱眉头的样子，郭教授接过了话："还记得患者挂过三天的盐水吗？有时候，湿邪不只会因为触冒自然界的雨、露、水、湿而感受，或者通过饮食不节、损伤脾胃等因素而获得，还有可能是因为治疗不当因素而造成的。这个患者的水湿之邪，很可能就是治疗因素造成的。"

　　"老教授您分析得有道理，前几天我感冒后不想吃饭，我妈妈输液时便建议医生多给我吊点营养液，结果这几天我尽管发烧渐退，但身上却开始觉得越来越不舒服，胃口也越来越不如以前。"小伙子接过了话茬。

　　解开了患者湿邪的来源，仲小依眉头舒展来了精神："患者外感后发热，虽然通过静滴抗生素等使发热渐退，但表邪却并没有根本上祛除，反而日渐入里，与湿邪相合，形成湿热。湿蒙清窍则头昏头重，湿流四肢、关节则周身酸重乏力，湿热内扰胸膈则心烦不寐，湿邪留于胃肠则纳呆呕恶。舌红为有热，苔厚白腻而中黄、脉濡缓均为湿热内阻之象。"

　　"那这个患者是不是《伤寒论》里的太阳病呢？该怎么治疗？"郭教授问。

　　"这个患者不是太阳病。"仲小依有些得意，"患者以发热为主症，按照临床表现应该诊断为'风温'，当参照明清温病学派的卫气营血辨证或者三焦辨证。"

　　"那具体该如何辨证治疗呢？"郭教授进一步询问弟子。

"按照卫气营血辨证这个患者应该属于卫气同病，参照三焦辨证患者病位当在上焦胸膈，符合《湿热病篇》中所言'湿热证，初起壮热口渴，脘闷懊恼，眼欲闭，时谵语，浊邪蒙闭上焦。'所以患者的诊断应该为风温之湿邪困表、热扰胸膈证。薛生白在《湿热病篇》中针对此类证候指出'宜涌泄，用枳壳、桔梗、淡豆豉、生山栀，无汗者加葛根。'"

郭教授满意地点了点头，和蔼地问："淡豆豉和栀子一起组成的方子叫什么名字呢？"

"栀子豉汤！"仲小依不假思索地回答，可话出口以后，仲小依却突然意识到——这可是张仲景《伤寒论》中的方子啊。

看到仲小依有些茫然的样子，郭教授已经明白这个弟子又开始新的思考了。

"自明清温病学派兴起以后，我们中医界中关于外感病的寒温之争也达到了白热化，有的医家在学习了温病学派的经验后，认为就病因病机而言，'伤寒自毛窍而入，自下而上，始足太阳'，'温病由口鼻而入，自上而下，鼻通于肺，始手太阴'；'伤寒，阴邪也，阴盛伤人之阳也'，'温热，阳邪也，阳盛伤人之阴也'；从辨证分析看，'伤寒论六经，由表入里，由浅及深，须横看'，'温病论三焦，由上及下，亦由浅入深，须竖看，与伤寒为对待文字，有一纵一横之妙'；从治疗用药看，'伤寒伤人身之阳，故喜辛温、甘温、苦热以救其阳'；'温病伤人身之阴，故喜辛凉、甘寒、甘咸以救其阴'；'伤寒一书始终以救阳气为主，（温病）始终以救阴精为主。此伤寒所以不可不发汗，温热病断不可发汗之大较也'。所以自此开始以阴阳寒热为指导思想，对伤寒和温病作了彻底划分。"

郭教授呷了口茶，接着说："其实结合临床，温病并非是与伤寒迥异的一类外感疾病。寒温之争的实质是医家们面对改变了的疾病谱，在以往的经验耦合度降低的情况下，不得已在现实的压力下对中医学学术的内部微调。　在《伤寒论》太阳病篇中，张仲景已经发现太阳温病，但由于发病率低下，或者多系失治误治而来，所以在疾病初起并没有给出相应的治疗方剂，故整部《伤寒论》论治外感详于寒而略于温，而在《伤寒论》阳明病篇中白虎汤、承气汤等治疗阳明热证的方子今天却被温病学家广泛用于温病气分证的治疗。　再说温病，吴鞠通在《温病条辨》中开篇（上焦篇）便将桂枝汤列为第一方，主治温病初起，即是不拘寒温门户之见的最好例证；温病后期，也可以阴损及阳，或湿盛伤阳，张仲景炙甘草汤、四逆汤等经方也为许多温病学家所喜用。　所以，不管六经辨证，还是卫气营血、三焦辨证，他们的对象都是外感病，都是中医在诊治外感病中辨证论治的体现。　由寒温争鸣导致寒温分立，其实是没有必要的，它们是外感病学中两种并列学说，并行而不悖，完全可以相互羽翼，相互补充，也在现实中丰富了我们中医诊治外感病的经验宝库。"

小中医成长记

——听故事 学伤寒

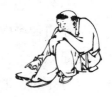

第十一回

及内传病位涉五脏，观脉证辨治审阴阳

"郭教授，这个患者静滴抗生素后明明发热已退，血常规检查的结果也恢复正常了，为什么您反而说是病情加重了呢？"席建中聆听了半天，突然插话道。

"现代医学分析疾病注重微观、客观指标的变化，而中医学成熟于两千多年前，当时没有先进的技术条件可以借助，所以就走上了一条与现代医学完全不同的发展道路。 也就是从临床症状入手，通过辨证（即症候群）论治从宏观上来认识和把握疾病的规律。 中医学认为，外感病初期为表证阶段，此时邪气相对轻浅，比较容易治愈，其临床转归也无非就两个方向：一个是在表证阶段患者正盛邪退而自愈或者经过恰当的治疗、调护后被治愈；不然，疾病就会向相反的方向发展，即由表入里、由浅入深，从而由轻变重。 刚才这个患者虽然感冒的症状明显减轻，体温和血象也恢复正常，可是却出现了心烦、不寐、舌苔厚腻等里证的表现，说明邪气已经开始由表入里，患者的证候出现了变化。"郭教授顿了顿，

"一旦外感患者出现里证，此时，证候的转轨变化就开始复杂多了，不再像典型的太阳表证那样仅仅分为中风、伤寒、温病三大类基本证候。"

"是啊，张仲景在《伤寒论》中也指出：**太阳病三日，已发汗，若吐、若下、若温针，仍不解者，此为坏病，桂枝不中与之也。观其脉证，知犯何逆，随证治之**（16）。就是因为这个原因吧。"仲小依感慨道。

郭教授赞许地点了点头，"是啊！外邪入里后，就会影响到在内的脏腑功能，犯肺则咳嗽喘逆，犯胃则纳呆呕恶，扰心则心烦失眠，伤脾则腹痛作泻，阻胆则胁胀口苦，及肾则溲便不利，等等，甚或邪陷胸膈，或伏于募原，不一而举，几乎无处不及。"

"外邪入里，刚开始影响脏腑功能的时候，由于机体具有很强的自我调节与代偿能力，所以有时从现代医学的化验指标来看，完全可以没有任何异常的变化，但此时患者却往往已经出现主观上的自觉不适。如果病情持续不能缓解，一旦超过了患者机体自身的调控与代偿能力，就会从检验检查结果上表现出来。因此，主观的症状与客观的理化检查一样，对医生而言都同样重要，有时前者甚至比后者更有优势。"郭教授望了席建中一眼，"遗憾的是，近年来随着检验检查技术的飞速发展，现代西医越来越崇尚和依赖仪器设备，逐渐丢弃了最基本的体格检查，许多年轻的西医连心脏杂音都不会听，动辄就会就让病人去做昂贵的理化检查，自然也就更看不上中医的辨证论治了。其实，中西医的研究对象和研究目标是高度统一的，都是为了解除患者的病痛。二者不应该互相排斥、互相轻视。相反，两种医学应该多互相学习、取长补短，这样才能够开创一条更为光明的未来医学之路。"

听了郭教授的一席话，席建中的脸有些发红，更为自己在理论学习阶段学习《诊断学》时轻视体格检查的思想感到惭愧。

"既然患者外感不愈病邪入里后病情变化复杂多变，那么在诊治上是否有什么规律可循呢？"席建中虚心地问。

"《内经》上说：**善诊者，察色按脉，先别阴阳。** 张仲景在临床中也是遵循这一原则的，不仅总结出了'**病有发热恶寒者，发于阳也；无热恶寒者，发于阴也（7）**'的宝贵经验，提出用有无发热来判断病人证候的阴阳属性，即三阳病多在外、属实、属热，常伴有发热征象，而三阴病则多在里、属虚、属寒，多无发热表现，而且结合临床进一步指出，作为一个高明的医生，还要善于辨别寒热的真假：'**病人身大热，反欲得近衣者，热在皮肤，寒在骨髓也；身大寒，反不欲近衣者，寒在皮肤，热在骨髓也（11）**'。这样才能万全，不致产生临床误诊误治。 遍观整部《伤寒论》，因庸医误诊误治的病例比比皆是，仲景对此可谓是深恶痛绝。"

"这个病人属热属实，为太阳病变证中的阳热证候之一。《伤寒论》里说'**发汗后，水药不得入口为逆，若更发汗，必吐下不止。 发汗吐下后，虚烦不得眠，若剧者，必反复颠倒，心中懊憹，栀子豉汤主之（76）**'。 只不过栀子豉汤的主治是无形热邪郁于胸膈，而这个患者为兼有湿邪，所以还要在上方的基础上再加一点化湿理气药。"仲小依似乎胸有成竹。

"那栀子豉汤证到底属不属于三阳病呢？"郭教授笑眯眯地问。

这下子问得仲小依开始挠头了，小声嘟囔道："张仲景把它放在太阳病变证里，按道理应该属于三阳病，可阳明病的主症是胃家实，少阳病的主症是口苦、咽干、目眩和寒热往来等，这样看来却又难以断定它到底属于三阳病的哪一种。"

"其实啊，栀子豉汤不仅是太阳病的变证，它还是一个不典型的阳明病呢。 《伤寒论》阳明病篇中提到'**阳明病，脉浮而紧，咽燥口苦，腹满而喘，发热汗出，不恶寒，反恶热，身重者。 若**

发汗则燥，心愦愦，反谵语。 若加温针，必怵惕，烦躁不得眠。若下之，则胃中空虚，客气动膈，心中懊恼，舌上胎者，栀子豉汤主之（221）'。 '阳明病下之，其外有热，手足温，不结胸，心中懊恼，饥不能食，但头汗出者，栀子豉汤主之（228）'。"郭教授呵呵地笑了，"尽管我们在学习《伤寒论》六经病每经病的时候都要先讲'提纲证'，也就是该经病的典型表现。 但临床现实是错综复杂的，有临床表现典型的患者，更多的患者则是表现不够典型，这就需要我们去归纳和思考，去识病辨证。 现在许多西医喜欢抨击我们中医只讲辨证而不懂识病，讲什么这样无异于盲人瞎马，如何能够治愈疾病？ 其实这是对中医的误解。 我记得前面我们讨论过辨病与辨证的问题，这里就再啰嗦几句。 中医药在发展之初，也是从识病开始的，比如早在殷商出土的甲骨文中，就有'疾舌'、'疾齿'等的记载。 张仲景在《伤寒杂病论》中虽然提出了辨证论治的原则，但也是先辨病后辨证的，其每一篇篇名都是'辨某某病脉证并治'即为明证。 重视辨证并不意味着我们不懂疾病，而是中医在两千多年前非常落后的古代，没有拘于社会生产力低下造成的对疾病微观病理认识不足而举足不前，迎难而上，敢于创新，走上了一条重视辨证而略于辨病的发展道路，从而大大提高了临床疗效。 这在生产力条件非常落后的古代，无疑是一个伟大的创举，是我们中华民族独有的智慧结晶。 像今天现代医学的辨病，有时的确可以大大地弥补我们中医辨证论治的不足，值得我们中医工作者虚心学习和接受。 但作为一名中医，我们必须坚持辨证论治的灵魂不能丢，否则就无法理解栀子豉汤不仅能够治疗风温，还可以治疗不典型的阳明病，加上枳实（枳实栀子豉汤）还能治疗伤寒热病的差后劳复等复杂的临床应用。"

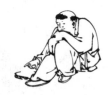

第十二回

治热利在腑用芩连，虚寒利在脏宜理中

　　听着郭教授对中西医学的中肯评价，席建中再次被祖国医学的魅力所吸引，陷入无尽的遐想之中。突然，诊室里跌跌撞撞地走进来两位捂着肚子男性患者。他们一个四十岁左右，一个只有十几岁，大的搀着小的，看起来像是父子俩。小孩子一进门就弓着身子坐到椅子上，捧着肚子直哼哼；父亲看起来皮肤白皙，皱着眉头，一只手也压在腹部上。

　　"肚子不舒服？"郭教授和蔼地问小孩子。

　　"是啊，昨天晚上他妈妈加班，家里没人做饭，我们俩就在小区门口的小摊上买了两笼灌汤包凑合了一顿。谁知今天早晨还没起床，孩子就吵着肚子痛。不到半个小时在家里已经腹泻了三次。这不，在带他来医院的路上，我的肚子也开始感觉不舒服了。"父亲首先开了口，脸上的表情突然变得有些僵硬："医生，您先给孩子看病，我去趟洗手间。"说罢拍了拍儿子，捂着肚子急匆匆地奔厕所而去。

"是不是应该先抽个血、查个大便常规？"席建中试探着问。

"病人有比较明确的饮食不洁史，且父子俩同时发病，症状也都比较典型，急性肠炎的诊断应该没有疑问，这类病中医称为泄泻，治疗起来效果并不比使用抗生素差。"仲小依显得非常自信，但也不无遗憾地说："遗憾的是中药服用前先要经过传统的煎煮过程，这比较耗费时间，有点缓不济急。"

"那我们就来诊治吧。"郭教授示意弟子采集病史。

通过询问得知，小孩子早晨五点多开始腹痛，接着出现腹泻，大便呈黄色糊状，有时便溏如水，臭秽甚，到现在总共大便了三次，伴腹痛，肛门灼热，便后不尽感，口渴欲饮，轻微恶心，不思饮食，小便黄而少。察其舌红苔黄腻，脉滑而略数。

"这个患者是湿热泄泻，《中医内科学》上推荐使用葛根芩连汤来治疗。"仲小依为自己扎实的中医功底有点得意，"葛根芩连汤出自《伤寒论》第34条：**'太阳病，桂枝证，医反下之，利遂不止，脉促者，表未解也；喘而汗出者，葛根黄芩黄连汤主之'**。"

"《伤寒论》我刚刚翻过，葛根芩连汤是治疗里热协表邪下利的，可这个病人根本没有外感表证啊。"席建中提出了自己的看法。

"葛根芩连汤中黄连、黄芩清热燥湿止利，葛根解肌透表，加炙甘草和中缓急，有内清外疏之功。同时，葛根非但可以解表，还有非常好的升阳止泻作用。因此，不论湿热泄泻患者有无表证，使用这个方子都是非常合适的。"郭教授望着席建中，"妙在仲景临床使用葛根的时候每每注明先煎，而现代药理研究证实，久煎的确有利于葛根中所含黄酮类有效成分的析出，我们的祖先能够在一两千年前就意识到这一点，无疑是非常令人钦佩的。"

"原来如此，看来自己学习中医还需要继续努力啊。"席建中暗自想道。

"针对仲小依所说的缓不济急问题，其实我们现在临床有了很多中成药，尽管中成药方药固定后不利于随证加减，临床整体效果有所下降，但它们服用起来非常方便，可以有效解决传统汤剂煎煮不便费事的问题。如现在临床上广泛使用的黄连素片，就是由从黄连当中提取的抗菌成分——小檗碱制成的，其临床效果非常不错。"郭教授又开始启发仲小依。

　　正在师徒三人热烈讨论的时候，男孩的父亲一脸轻松地进了诊室："刚才实在不好意思。但是肚子痛得厉害，只好先到厕所里解决一下问题。现在肠中秽浊尽出，感觉轻松多了。其实，我平常就一直肠胃不太好，一吃凉的或油腻的东西就容易拉肚子。有时候腹泻个几次，就是不吃药也可能自己会好。"

　　"你的大便是什么样子的？还有什么其他的临床表现呢？"席建中现在也明白中医诊病时更重视患者的主观症状。

　　"我一般腹泻之前现会先有腹痛，泻下的大便清稀如水，有时伴有没消化的食物，没什么味道，这次也是如此。另外就没有什么其他的感觉了。"这位父亲回答道。

　　"噢！腹痛的时候腹部往往还会有发冷的感觉。"父亲又做了补充。

　　仲小依注意到患者的舌质淡而胖大，边上布满了齿痕，舌苔白而根部稍厚，脉象濡缓。

　　"他的表现和他的儿子好像完全不同，一个寒一个热，阴阳迥异，应该不适合用葛根芩连汤治疗了。"席建中自言自语。

　　郭教授欣慰地看着席建中，觉得自己的这个西医弟子的确比刚来时进步多了。

　　"这个患者是个寒湿泄泻，但是应该还兼有虚象。像患者平素容易反复泄泻，伴有腹部发冷，舌体胖大伴有齿痕，这些都是脾胃虚寒的表现。"仲小依又发表了自己的观点，"《中医内科学》

中治疗寒湿泄泻用的是藿香正气散，脾虚泄泻用的是参苓白术散。这个患者是不是可以用这两个方子合起来加减治疗？"

郭教授对仲小依扎实的中医功底非常满意，又补充道："这个年长患者平素以脾阳不足为主，这次由于饮食不洁而感受秽浊湿邪，感邪后邪从寒化，酿生寒湿聚集体内，发为寒湿泄泻。相反，这个小患者平素体格健壮，胃阳偏盛，感邪后秽浊之邪则从阳热化，发为湿热泄泻。"

"叶天士在《温热论》中提到的'阳旺之躯，胃湿恒多；阴盛之体，脾湿也不少'，指的就是这个道理吧。"郭教授的话又启发了仲小依的思维。

"是的。患者如厕以后，寒湿秽浊之邪已大部分被排出体外，目前的治疗主要还应以温补脾阳扶正为主，兼以祛除余邪。藿香正气散可有助于祛除肠中寒湿之邪，但参苓白术散主要适合脾气亏虚引起的泄泻，对于脾阳不足所致者其温中之力尚显不足。"郭教授顿了顿，继续说，"对于此类患者，其实也可以借助《伤寒论》六经辨证来进行治疗。"

"脾胃虚寒证候应该属于三阴病，脾为太阴，这个患者应该属于太阴病。"席建中学习《伤寒论》还是颇有收获，说得头头是道。

"**太阴之为病，腹满而吐，食不下，自利益甚，时腹自痛。若下之，必胸下结硬。**（273）"仲小依熟练地背出了太阴病的提纲证，"下利为太阴病的主症，指的就是这种脾胃虚寒的泄泻。对于太阴病下利的治疗，仲景指出'**自利不渴者，属太阴，以其脏有寒故也，当温之，宜服四逆辈**'（277）。因此，可以使用四逆汤之类的方子来治疗。"

"虽然对于太阴病下利仲景主以四逆辈，但结合《伤寒论》全篇，四逆汤类方其实主要还是用于治疗少阴病的主方，而太阴病下利的主方应该是太阳病变证中的人参汤（见 163 条下桂枝人参汤），这在霍乱病篇也被称为理中丸。"

"噢，仲景用理中丸来治疗寒湿霍乱，而霍乱的主症之一正好就是下利不止。 可见，用理中汤治疗脾胃虚寒所致的泄泻是非常恰当的。"仲小依对郭教授灵活的辨证思维钦佩不已。

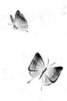

小中医成长记

——听故事 学伤寒

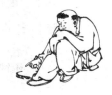

第十三回

治肺炎经方显身手，清肺热石膏有奇功

席建中正要接着问，突然诊室里慌慌张张闯进来一位 30 多岁的女性，怀里还抱着一个正在哭闹着的五六岁的孩子。

"大夫，快帮我看看我的孩子吧。"这位年轻的妈妈着急地说，"孩子一周前感冒后开始咳嗽、发烧，我们自己吃了点药效果不佳，就马上开始在社区医院挂抗生素，可是尽管药一直在用，但孩子的病情却越来越重。这不今天我请了假，专门到你们医院来给孩子看病……"

正说着，孩子突然开始剧烈地咳嗽起来，并伴有明显的憋喘征象，小脸很快变得通红。妈妈一边哄着孩子，一边接着说："我刚才在儿科看过了，医生给查了血，拍了个胸片，并做了痰培养。你们这里的医生怀疑是支原体肺炎，要我们住院治疗。可我们静滴抗生素都用怕了，而且在社区用的效果又不好。我的婆婆建议我们来看看中医。"

"你们用的什么抗生素啊？"席建中问。

"开始用的青霉素，后来又换了头孢，可都效果不明显。"

"肺炎支原体是介于细菌与病毒之间能独立生活的最小微生物，大小为200nm。它没有细胞壁，仅有由3层膜组成的细胞膜。它虽然对抗生素敏感，但青霉素等阻碍微生物细胞壁合成的抗生素却对它无效。因此，在抗生素的选择上应选用能抑制蛋白质合成的抗生素，如大环内酯类、四环素类、氯霉素类等，大环内酯类的红霉素是治疗支原体感染的一线药物。"席建中详细地给这位妈妈解释了为何前面孩子使用了抗生素却没有效果的原理。

仲小依这时给孩子量好了体温，显示38.4℃，又在病历中写下体检结果：咽红，额头多汗出。双肺呼吸音粗，未闻及明显干湿性啰音。舌边尖红，苔薄黄，脉浮大而数。

"我们要给病人开抗生素吗？"席建中谨慎地问。

"现在社会上大多数人，甚至包括许多医生都认为中医擅长调理，或者只能调理一些慢性疾病或功能性疾病。大病、急病、重病只能使用西医治疗，这是一种偏见。"郭教授顿了顿，"我们中华民族在五千多年的发展史中之所以能够繁衍生息，长盛不衰，靠的主要就是中医药。古代没有西医，所有的疾病都是靠中医药来解决的，而且也解决得非常好。仅在仲景的《伤寒论》中，治疗急症、重症的例子就比比皆是，如治疗阳明腑实证的大承气汤、热实结胸的大陷胸汤、蓄血发狂的桃核承气汤等等。今天这个小患者，我们完全可以用中医来治疗他，并且有信心治得好，且费用低、副作用少。"

"小朋友使用红霉素，许多人消化道反应的确比较大，有的甚至不能耐受。"席建中接着说。

"患者以咳喘为主症，病位在肺，病性属热，应属于肺热咳喘。"仲小依迅速调整了思路，"由于患者是以发热为主症的疾患，适应于温病的营卫气血辨证。如果说患者一周前刚感冒时为卫分证，那现在邪气就已经进入气分阶段了。"

"如果我们按照《伤寒论》六经辨证来分析，患者该如何辨治呢？"郭教授进一步启发两个弟子。

"患者主症已经不是太阳病的'脉浮，头项强痛而恶寒'，也还没有出现阳明病的高热、脉大、胃家实。因此，患者现在应该像仲景在《伤寒论》中第16条说的'坏病'，当'观其脉证，知犯何逆，随证治之'。"

"很好。"郭教授对弟子的表现非常满意，接着吟道，"**发汗后，不可更行桂枝汤，汗出而喘，无大热者，可与麻黄杏仁甘草石膏汤主之。（63）下后，不可更行桂枝汤，若汗出而喘，无大热者，可与麻黄杏子甘草石膏汤（162）**。病人的主症有发热（非阳明病之大热）、汗出、咳嗽、气喘，正符合麻杏甘石汤证，方证相合，所以这个病人可以使用麻杏甘石汤来治疗。"一边说，郭教授一边在处方上写下：

炙麻黄 4.5g、生石膏 30g、苦杏仁 6g、生甘草 4.5g、炙紫菀 9g、广地龙 9g、陈胆星 6g、炙枇杷叶 15g。

"郭教授，患者是现在是支原体肺炎，可您这个方子里连一个清热解毒药都没有，治疗肺炎有把握吗？"席建中问。

"哈哈，"郭教授和蔼地笑了，"现在不仅仅是西医，很多中医使用中药也在变得西化——凡用药必对照中药药理，见细菌则参以银花、连翘解毒消炎，见肿瘤则必定守宫、蟾皮以毒攻毒，见血压高便使用钩藤、杜仲降压，见血压低则配伍黄芪、柴胡升压，完全丢弃了中医药辨证论治的精髓。其实，西医用药多靠单一成分，故药理清楚、剂量固定、效果一致。但中药中一味药物就往往含有几十或几百上千个成分，况且中医用药以方剂为单位，更增加了其中成分的复杂性。还有，方剂使用前多经过煎煮，也就是所谓的使'药性和合'，这样又有可能产生一些新的未知成分。

因此，一剂中药的作用，不是其药物药理作用的简单相加，而是方中药物功用的加合与整合。配伍得当，可以达到一加一大于二的效果，或者产生全新的药理作用；配伍不当，则可能引起疗效的减低，甚至产生不良反应。这也是中药为何一定要在中医理论指导下进行运用的原因所在。"

"我们以桂枝为例，在《伤寒论》中，仲景用其配麻黄则解表，配茯苓则化饮，配泽泻能利水，配黄芪善通络，伍附子还能除痹，合甘草又能温补心气等等，其应用之广，令人叹为观止。因此当代名医岳美中在评价仲景贡献时说，'(《伤寒》《金匮》)察证候不言病理，出方剂不言药性，从客观以立论，投药石以祛疾。其质朴之实验学术，实逼近科学之堂奥，真是祛疾之利器。'仲景在《伤寒杂病论》中所创立的辨证论治原则，两千年来一直被历代中医学家奉为圭臬，但今天许多人在现代医学的影响下反而开始轻视这一传统优势，这不能不说是中医发展的一种悲哀啊。"郭教授叹道。

"郭教授，仲景使用麻杏甘石汤时麻黄与石膏的比例是 1：2，而您这个方剂中的比例为 3：20，接近 1：7，这是为什么啊？"仲小依沉默了半天开始从发问。

"石膏之性，近代名医张锡纯体会最精。他说'石膏之质，中含硫氧，是以凉而能散，有透表解肌之力。外感有实热者，放胆用之直胜金丹。……夫石膏之质甚重，七八钱不过一大撮耳。以微寒之药，欲用一大撮扑灭寒温燎原之热，又何能大效。是以愚用生石膏以治外感实热，轻证亦必至两虚；若实热炽盛，又恒重用至四五两，或七八两。'石膏解肌之力优，但须根据临床证候生用重用，方能切中病机。这个小患者肺热明显，故重用之以辛寒解肌退热。"

郭教授边把处方交给这位妈妈边叮嘱："回家要迅速给孩子煎药，煎好后服药也不必拘泥一天两次，可以少量频服。 只要发热不退，甚至可以一天中服完两剂。 热退后就可以按照一天一剂的量来服用了。"

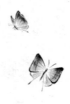

小中医成长记

——听故事 学伤寒

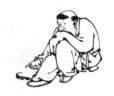

第十四回

温心阳桂枝甘草宜，恋浮阳畜鱼置介施

　　师生三人刚把这母子二人送走。诊室里又进来一位六十多岁的老太太，老太太看上去体型偏胖，面色白皙，两颧微微泛红，两手交叉捂着胸口，步履还算自如。

　　"唉，可走到了。"老太太撑着桌子慢慢坐下来，说话时还有些气喘，"今天天气特别冷，我早晨一起来就觉得胸口闷得慌，估计是冠心病又犯了，自己含了颗麝香保心丸才感觉舒服些。我老伴去世得早，两个孩子都在国外，今天只好自己一个人孤孤单单地来看医生，路上天寒地冻，公交车我不敢挤，打车又碰到上班高峰，在外面冻了半天才打到出租车。这不，心脏现在又感觉难受了。真是命苦哎。"

　　"老太太，您别伤心，给我讲一下您的病史吧。"仲小依安慰道。

　　"我有高血压病二十多年了，一直在吃着降压药。两年前开始经常出现胸闷、心慌，到医院检查了一下说我是高血压引起的冠心病，医生让我长期服用肠溶阿司匹林、丹参片、麝香保心丸、通心络胶囊等药物治疗。 这两年坚持服药本来一直都控制得比较好，但今年冬天实在太冷了，所以最近又常觉得胸口不舒服，特别是一活动，就觉得心脏想要从喉咙里跳出来似的。"老太太一边说，一边又把手按到胸口上，还轻轻地捶打着。

"这个症状就是《伤寒论》中描写的'叉手冒心'吧。"席建中双手交叉按在胸前比划着老太太的样子，心里暗暗对古代中医临床观察的细腻感到由衷地钦佩。

"发汗过多，其人叉手自冒心，心下悸，欲得按者，桂枝甘草汤主之。（64）"仲小依脱口而出。

"你们说得完全正确。 只不过《伤寒论》里描述的患者叉手自冒心是由于临床误治，发汗过多误伤心阳引起的。 而这个病人则是属于内科慢性疾患，由于年高加之病久痰瘀阻络、心阳衰惫所致。 虽然二者病因不同，但其病机则一，故临床表现也基本相同。"郭教授对两个弟子的发言做了肯定和补充，接着说道："前面我们讲到过辨证目的是为了辨病机，疾病病机是中医临床治疗的主要着眼点，也就是我们常说的'辨证求因，审因论治'。 但反过来，要认识病机到底该如何去辨证呢？ 这一点你们清楚吗？"

"我们在《中医诊断学》课程里学习了六经辨证、三焦辨证、卫气营血辨证以及脏腑辨证、经络辨证等方法，书上给我们列出了各种不同证候的临床表现。 根据临床表现来做出相应的证候判断，这一过程就称之为辨证吧。"仲小依对书本知识了若指掌，但说完后又小声嘟囔道："背书的时候觉得辨证很容易，反正只要出现了相应的临床表现就可以判定为某种对应的证候，可到了临床才发现，大部分病人的临床表现都不典型，不是错综复杂，难以区分辨，就是缺这少那，无法断定。 好像没有人是照着书本生病的，所以真正辨起证来，还是很困难的。"

看着仲小依困惑的样子，郭教授笑了："是啊，书本上所列的证候表现都是典型病人，也就是近年来医学院中常提到的 SP（standardized patients）病人，他们只是一种理想化的模型，与临床实际还是有距离的。"

"临床病人的表现是千差万别的，可以说是各不相同。因此，在实习阶段，就需要我们从临床实践的角度来学习和把握如何辨证。"郭教授继续说，"一部《伤寒杂病论》，也就是医圣张仲景的一本临床诊治医案集，它不仅提出了中医药学的辨证论治原则，还给我们指出了临床辨证用药的大法。"

看着两个弟子都认真地竖起了耳朵，郭教授却停下来拿起茶杯，故意卖起了关子。望着他们着急的样子，郭教授继续下文："这就是临床辨证中抓主症的原则。也就是说，虽然中医证候中都对应着很多相关的症状表现，但其症状表现对证候诊断的贡献度却有主次之分。一般而言，每个证候往往有一个或几个症状是独特而有代表性的，这是证候中不可或缺的部分，简称为主症。临床只要掌握了证候的主症，就可以帮助我们迅速而有效地辨证处方。说白了，抓主症就是一种执简驭繁的辨证论治手段。现代也将《伤寒论》中主症与方剂间的对应关系称为方证相应。比如这个老太太，如果要根据课本来诊断她的心阳虚证，必须要符合心悸怔忡，心胸憋闷或痛，气短，自汗，畏冷肢凉，神疲乏力，面色㿠白，或面唇青紫，舌质淡胖或紫黯，苔白滑，脉或弱或结或代等一大堆表现。但张仲景在《伤寒论》中却仅凭病人'叉手自冒心，心下悸，欲得按'这一主症，就抓住了其心阳不足的证候本质，提出用桂枝甘草汤来温振心阳治疗。叉手自冒心与心下悸就是桂枝甘草汤证对应的主症。"

看到两个弟子还有些不解，郭教授又说："就像刚才泄泻的父子俩，大便黏腻臭秽是湿热泄泻的主症，而大便清稀如水，伴腹部冷痛则是脾胃虚寒泄泻的主症。 临床只要抓住了主症，辨证处方用药就准确和快捷得多了。"郭教授一边说，一边开始书写处方：

桂枝15g，炙甘草9g，山萸肉9g，墨旱莲15g，女贞子15g，刺蒺藜9g，钩藤12g，生龙骨30g，生牡蛎30g，……

趁着郭教授开方的空隙，席建中开始仔细诊察起患者来，果然发现患者还有畏冷、舌紫、苔白等与心阳虚证相合的表现，但同时又注意到患者还有头昏、头胀，颧红，咽干，腰酸等与心阳虚证不符合的表现。

仲小依看着郭教授的处方，却不仅皱起了眉头："老师，您的处方明明是桂枝甘草龙骨牡蛎汤加味嘛，为什么说是桂枝甘草汤呢？"

郭教授笑着说："你是只知其一，不知其二。 单从方剂的药物组成来看，这个方子的确是桂枝甘草龙骨牡蛎汤的加味方，可是如果再结合药物的剂量，这个方子就只能被称为桂枝甘草汤加龙骨牡蛎了。"

看到仲小依还有些不解，郭教授继续说："这涉及桂枝甘草汤与桂枝甘草龙骨牡蛎汤的区别问题。 桂枝甘草龙骨牡蛎汤见于《伤寒论》第118条'**火逆，下之，因烧针烦躁者，桂枝甘草龙骨牡蛎汤主之**'。 其主症是在心悸的基础上出现了烦躁这一心神不敛的症状，说明患者的心阳虚衰更重，因此仲景除了增加龙骨、牡蛎镇敛心神外，还将桂枝甘草汤中桂枝四两、炙甘草二两的比例改成了桂枝一两、炙甘草二两。 其目的是避免桂枝量大而过于辛散，进一步耗伤心阴心阳。 你看我方子里桂枝甘草的比例是二比一，所以只能说是桂枝甘草汤。"

"那您为何还要用龙骨牡蛎呢？"仲小依有些不解。

"我发现患者还有一些心阳虚之外的奇怪症状。"席建中将自己的诊察结果说了出来。

"是的。 之所以方子里加用龙骨牡蛎，就是因为患者除了心阳虚衰外，还有肝肾阴虚，阴不制阳，虚阳浮越的表现。 在这里我除了使用二至丸滋补肝肾，蒺藜、钩藤疏散肝风，还吸取了明末清初医家喻嘉言的临证经验。 他在脱证的治疗实践中，以《内经》'从阴引阳，从阳引阴'理论为指导，总结出'阳欲上脱，阴下吸之；阴欲下脱，阳上吸之'的经验。 尤其在对虚阳浮越于上的上脱证治疗中，喻氏从'畜鱼千头，必置介类于池中'的生活常识中，联想到'鱼虽潜物，而性乐于动，以介类沉重下伏之物，而引鱼之潜伏不动'的原理，认为用药须加入介类潜纳浮阳之品，才能使真阳复返其宅，以与其阴相恋，即所谓'治疗真阳之飞腾霄越，不以鼋鳖之类引下伏不能也。' 使用龙骨牡蛎，就是借用畜鱼置介之理，收敛在上之浮阳。"

小中医成长记

——听故事 学伤寒

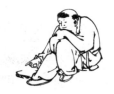

第十五回

病眩晕原是水饮作，温药和主以苓桂剂

席建中刚要请教关于龙骨牡蛎的使用问题，诊室的门又被推开了，进来一位20多岁的小姑娘。 小姑娘体型偏瘦，满脸痛苦的样子，一进来就扶着桌子，仿佛怕要摔倒似的。

"你怎么了？ 哪里不舒服？"席建中关切地问。

"我昨天工作加了一天班，很晚才睡，今天早晨起床后不久就觉得头晕得厉害，还伴有恶心、呕吐清水，耳朵也嗡嗡作响，所以只好请了病假。 上午在床上躺了半天，症状倒是明显减轻了许多，但还是看什么东西都在转，现在到医院来看看。"小姑娘轻声地回答，边说边把头伏在桌子上，两只眼睛也不愿睁开。

"眩晕，根据其发病部位大致可分为前庭周围性眩晕和前庭中枢性眩晕两大类。 前者一般呈发作性，起病急，程度重，每次发作持续时间较短；患者自觉周围物体绕着自己旋转，发作过程中，意识清楚；常常伴有恶心、呕吐、面色苍白、血压下降、心动过缓等植物性神经功能失调的症状，引起反射性内脏功能紊乱；常伴耳鸣或耳聋，而且在很多情况下，眩晕发作前的首发症状就是耳鸣；客观检查可有水平性或水平兼旋转性眼球震颤，而且眼震的程度与眩晕的程度一致；前庭功能试验均无反应或反应减弱。后者眩晕症状较轻，常可忍受，发作持续时间较长，可达数周、数月，甚至与原发病同始终；患者自觉周围物体旋转或向一侧运动，头重脚轻，犹如醉酒感；患者意识状况视病变部位及发展而定，多有意识障碍乃至昏迷；自主神经功能障碍的症状很少出现，即便有也很轻，常不伴有耳蜗症状；前庭功能试验多为正常反应。"席建中的西医基础也非常扎实。

这下轮到仲小依感到有些自叹不如了，禁不住向席建中投去羡慕的目光："根据你的分析，患者似乎应该属于前庭周围性眩晕，可前庭周围性眩晕是个什么疾病呢？"

"前庭周围性眩晕是一大类疾病，主要包括梅尼埃病、中耳感染、乳突及迷路感染、迷路炎、前庭神经炎、急性前庭神经损伤、外耳道耵聍等。其中，以梅尼埃病临床最为常见，约占该类疾病的70％以上。结合病人的表现，她患的多数应该是梅尼埃病。"席建中自信地回答。

"虽然现代医学认为眩晕是多种疾病过程中的症状之一，其病因非常复杂，但中医却将眩晕看作一个病证来认识和治疗，并形成了独特的诊疗模式。如早在《黄帝内经》中就提出'诸风掉眩，皆属于肝'、'髓海不足则脑转耳鸣'的理论，认为眩晕的发生为肝所主，和正虚关系密切。"郭教授笑眯眯地说。

"《中医内科学》中认为眩晕的病因病机不外虚实两种。虚证多由于阴虚肝风内动、血虚脑窍失养、精亏髓海不足所致，实证则多为痰浊、瘀血阻窍。并将眩晕分为肝阳上亢、气血亏虚、肾精不足、痰湿中阻和瘀血阻窍五个证型。"仲小依对中医知识也是如数家珍。

"那我们来看看这个病人属于什么证呢？"郭教授启发道。

仲小依注意到患者舌质偏淡，苔薄白而水滑，脉弦略滑，眉头皱了起来："患者发病因劳累而发，伴有恶心呕吐症状，病位当在中焦，似乎应属于痰浊中阻证，但患者舌脉等表现却又与痰浊中阻证的表现不完全符合。"

"诊治刚才那个病人的时候我们提到了课本与临床的关系，课本上所列每一疾病的辨证分型都是列举的一些有代表性的证候，并非意味着该病证候的全部。从临床角度来说，每种疾病的证候都是多种多样的，即便是同一类证候，由于患者年龄、性别、体质以及发病季节、地域等的不同，也会存在着或多或少的差异。"郭教授笑着说。

"仲小依分析得非常正确，这个患者病位是在中焦，病因也的确不是痰浊，而是水饮为患。所以，这个病人的表现就属于课本上没有列举、但临床中又确实存在的证候。"郭教授接着说，"其实，对于这一类证候表现，汉代张仲景早就认识到了，并把其归为痰饮病的范畴。他在《金匮要略·痰饮咳嗽病脉证并治》中指出**'心下有支饮，其人苦冒眩，泽泻汤主之'**，**'心下有痰饮，胸胁支满，目眩，苓桂术甘汤主之'**，这两个汤方证的主症都是眩晕。"

"郭教授，梅尼埃病的病理为淋巴回流障碍引起的耳迷路水肿，中医将其归为痰饮病这无可厚非，但病人的病位明明在头部，中医却认为病位在中焦、在心下，这就不能不让人困惑了。"席建中通过中西医认识的对比发现了新问题。

看着自己这两个年轻弟子所代表的中西医理论的不断碰撞，郭教授也觉得非常有趣："在医学科学理论的架构上，西医借助解剖等手段而注重分析和实证，中医学则借助古代哲学理论而重视抽象与归纳。现代医学在解剖的基础上根据功能差别将人体分为循环、呼吸、泌尿、神经、运动等不同的系统，中医学则在理论抽象的基础上借助实体脏器将人体分为心、肝、脾、肺、肾五大功能系统。以上差别直接导致了中西医理论的错位，如中西医学中的脾，虽然其解剖名称相同，但二者在功能上却几乎截然不同，一个是免疫器官，另一个则是消化器官。现代医学中对于头面五官等器官多认为与神经系统关系密切，但在中医学中它们却分别隶属于不同的五脏。”

“苓桂术甘汤好像在《伤寒论》中也出现过，仲景用来治疗脾阳虚引起的水饮内停。”仲小依也提出了自己的发现。

“是的，**伤寒若吐、若下后，心下逆满，气上冲胸，起则头眩，脉沉紧，发汗则动经，身为振振摇者，茯苓桂枝白术甘草汤主之（67）。** 这里尽管主治的是太阳病的变证，但其病机同样为脾虚饮停，而且眩晕也是该方证的主症之一。针对水饮上犯清窍引起的眩晕，在治疗上就要以化饮为主，像泽泻汤的君药泽泻，苓桂术甘汤的君药茯苓，二者均甘淡渗利，使水饮下趋，切合《内经》‘引而竭之’之旨。两个方子的臣药都为白术，既可以助君药利水，又能健脾扶正，以崇土制水。妙在苓桂术甘汤中还配伍了一味桂枝，辛散温通，助阳化气，既是对《内经》‘膀胱者，州都之官，气化则能出焉’的最好诠释，也符合仲景自己提出的‘病痰饮者，当以温药和之’的痰饮治疗原则。”郭教授停顿了一下，接着说，“中医对于痰饮病的认识，肇自《内经》而详于《伤寒》，直到今天我们对痰饮的诊治（包括分类、治则、处方用药等）其实还在遵循仲景的经验，可见古人的认识是非常完备和超前的。”

“郭教授，我还有一个问题，刚才我们提到了痰浊，又提到了水饮，那是不是它们都隶属于痰饮病啊？”席建中心里还有疑惑。

“在《中医基础理论》中我们第一次接触到痰饮这个名词，它是作为病因学术语出现的，指的是一类病理产物性的致病因素，的确包括痰和饮两大类病邪。 在《伤寒杂病论》中，仲景提出了痰饮病这一概念，虽然从名字上看似乎痰饮病也应该包括痰证和饮证这两大类证候，但实际上仲景提出的痰饮病却有别于痰证，而重点指的是水饮为病。 这是一类由于津液代谢失常所形成的独特的病证，它既有别于痰的稠浊，湿的黏腻，又不似水肿的弥漫泛溢，而是由于津液停聚在特定部位所形成的一类证候。 因此，在治疗上，痰饮也是有别于水湿痰浊的。 针对水饮的阴邪致病特点，仲景提出了治以'温药'的大法，而针对水饮的病位多变，病势久暂，仲景又灵活地给出了'和之'的灵活处置原则。"郭教授一边说着，一边给这个小姑娘开了一个苓桂术甘汤和泽泻汤的加味方，嘱咐她好好休息，尽快服药。

师生三人正要继续聊，突然诊室的电话铃响了，来电显示提示电话是从病房打来的。 这个电话又会引发怎样的故事，请听下回分解。

小中医成长记

——听故事 学伤寒

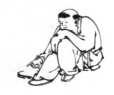

第十六回

胃脘痛巧用小建中，谈用药参西须衷中

郭教授放下电话，转头对两个学生说："病房里有两个病人需要我们去会诊一下，我们马上去看一下，等会诊结束后再回来看门诊。"

两个弟子跟着郭教授急匆匆地来到了病房，病房里的住院医生小施热情地将郭教授请进医师办公室。待大家坐定后，小施便开始汇报病史："患者男性，51岁，江苏省苏州市人。因'胃脘隐痛反复发作30余年、加重半月入院'。30年前患者因到农村插队锻炼时长期饮食不规律、寒热无节，遂出现胃脘隐痛时常发作，但未予相应治疗。20年前返城后曾查上消化道钡餐诊为慢性胃窦炎，予制酸、解痉等药物治疗后好转，但仍常因饮食不慎（主要为生冷、油腻及辛辣等刺激性食物）后出现胃痛，用药后可自行缓解。2年前患者因胃痛伴有黑便查胃镜示糜烂出血性胃炎（胃窦部）伴重度肠上皮化生，HP（－），给予雷贝拉唑、康复新液治疗后黑便消失，但胃痛仍时有发作，期间亦曾多次求治于中医，但效果不显。 半月前患者因吃喜酒后出现胃痛加重，服用中西药物后疼痛不减，遂于1周前由子女携其来沪入我院检查治疗。 刻下患者胃痛时作，进食后加重，畏冷食，面色略萎黄，夜寐多梦，二便调畅。 患者既往尚体健，无其他慢性病史，无过敏史，曾在黑龙江插队10年，育一子二女，均体健，否认家族性遗传病史。 体格检查见患者形体偏瘦，剑突下轻度肌紧张，喜温喜按。 舌质淡，苔薄白，左脉细，右关细弦。 检验汇报血红蛋白109g/L，胃镜示糜烂性胃炎（胃窦部）伴肠化（＋＋），HP（＋）。 入院后中医诊断为胃脘痛（脾胃虚寒），西药给予埃索拉唑静滴制酸，硫糖铝混悬液口服保护胃黏膜，中药治以温中散寒止痛，以理中汤加味，但尽管中西药物合用，效果也是不明显。 所以特请郭教授前来会诊，制订下一步的治疗方案。"

"那我们就去看看病人吧。"郭教授说罢，站起身来向病房走去。

小施把大家带到5号病床前，指着床上蜷缩着的一位中老年男性说："这就是请求会诊的那位病人。"

病人听到声响，慢慢地转过身来，见医生来了，便捂着肚子坐了起来。 待病人转过身，郭教授发现病人面色晦黄而无光泽，眼角带有些血丝。

"你现在胃还在痛吗？ 有没有泛酸、恶心、胃胀等其他症状？"郭教授关切地问。

"就是觉得胃痛，原来一般是吃完饭后痛，这几天也没有什么规律了，不定什么时候就会痛起来，按压一会或者吃粒止痛药会痛得轻些，但过不了多久就又会莫明其妙地加重。 虽然痛得并不十分厉害，可是做什么事情都没有心思。"患者皱着眉头，有些无可奈何地继续说道，"好在这毛病二三十年了，慢慢也已经习惯了。"

郭教授查体时注意到患者舌质淡，舌苔薄白而干，便继续问道："你口渴不渴？平常喝水多吗？喜欢喝热水还是喝冷水？"

"早晨起来的时候常觉得口干舌燥，但水又喝不多，这冷水肯定是不敢喝的。"患者答道。

待郭教授搭完患者的脉象，刚才微皱的眉头变得舒展了，他转过身，微笑着对小施说："这个病人虽然大部分临床征象的确表现为脾胃虚寒，但还伴有营阴不足、土虚木乘的病机，所以单纯使用理中汤效果并不理想，而应该辛甘温阳，酸甘养阴，柔肝缓急，用小建中汤来治疗。"

"郭教授，您一直教导我们临床使用经方要学会抓主症。仲景在《伤寒论》中说：'**伤寒发汗后，心中悸而烦者，小建中汤主之（102）。**'从条文来看，小建中汤的主症应该是心悸、心烦，好像并没有提到它可以治疗胃痛啊？"席建中问道。

"虽然《伤寒论》里没提，可仲景在《金匮要略》虚劳病篇却提到'**虚劳里急，悸，衄，腹中痛，梦失精，四肢酸疼，手足烦热，咽干口燥，小建中汤主之。**'明确指出里急、腹痛为小建中汤的主症之一。"仲小依连忙补充道。

郭教授赞许地看了仲小依一眼："仲小依说得非常好，腹痛的确是小建中汤方证最主要的主症之一。对此仲景不仅仅在《金匮要略》中做了详细的描述，就是在《伤寒论》中，也有明确的论述。他在《伤寒论》第100条中指出'**伤寒，阳脉涩，阴脉弦，法当腹中急痛者，先与小建中汤，不差者，小柴胡汤主之**'。可能因为这一条文在你们学习理论课时老师并没有讲授，所以你们并不很清楚。"

郭教授环视了一遍，继续说："而且，我之所以判定这个病人是个小建中汤证，依据之一就是这段条文里面所记载的脉象。所谓'阳脉涩，阴脉弦'，后世医家对其有着不同的理解。结合我的临床，我认为脉象中的阴阳并非指寸关尺三部脉位，而独指患者右关脉的浮沉而言。阳脉涩，指的是患者右关脉浮取为涩，提示中焦气血不足；阴脉弦，即沉取见弦，此为土虚木乘、木来克土之象。所以，我据脉断定患者的病机非单纯的脾胃虚寒，而是中焦营卫气血不足、木土不和，这也正符合小建中汤的主治病机。小建中汤方为桂枝汤倍芍药加饴糖组成，前人谓：桂枝汤外证得之，解肌和营卫；内证得之，化气调阴阳。桂枝汤倍芍药则可在益阴的同时兼以柔肝缓急止痛，加饴糖则能合桂枝以辛甘化阳，并合《内经》所谓'肝苦急，急食甘以缓之'之旨。"

仲小依对郭教授的分析佩服得五体投地，自觉对小建中汤的组方和应用也有了新的认识。尤其感叹仲景整部《伤寒论》可谓字字珠玑，自己仅仅靠掌握课本上的重点内容是远远不够的，更需要去通读原文，仔细揣摩，推求师意。

"郭教授，我注意到这个病人的胃炎伴 HP 阳性，现代医学认为，HP 感染在胃部许多疾患的发生、发展与转归中居于重要地位，并在临床中将抗 HP 作为治疗的中心环节。因此，您看我们在给这个病人的方子中可否加点黄连、大黄？"

"这是为什么啊？"郭教授有些不解。

"我曾翻过一些中医治疗消化道疾患的文献，发现不少中药具有很好的抗 HP 作用，这里面以黄连和大黄的抑菌作用最为突出——简直可以被认为是治疗 HP 的天然抗生素。"席建中自信地说。

"哈哈，你的想法非常好，其实作为一名当代中医，为了提高治疗效果，也的确应该充分学习和借鉴现代医学的研究进展，为我所用。"郭教授对席建中的话首先做了肯定，却突然将话锋一转："但是在如何参照现代药理来使用中药的问题上，我觉得我们不应该简单地被实验研究的结果牵着鼻子走，而应该以遵循传统中医理论为主，衷中参西。"

"那该怎么个'衷中参西'法啊？"这下轮到席建中开始迷糊了。

郭教授笑着说："具体而言，就是我们在参照现代医学科技成果时，不要奉行简单的'拿来主义'，盲目全盘接受。面对这些成果，应该遵循中医理论的指导进行取舍——当研究结果与中医理论一致时可以直接拿来使用，但当研究结果与中医理论不符或相背时，就要懂得坚决舍弃。比如在抗 HP 这个问题上，现代药理研究发现，清热的黄连、大黄、黄芩，补气的党参、白术，养阴的芍药、乌梅，温中的吴茱萸、干姜，理气的厚朴、枳壳等均有明显的抗 HP 作用。但临床该如何选择这些药物呢？不是简单地看谁的抗菌作用最强，而应该首先坚持中医辨证论治的思维，诊查病人的寒热虚实，据此处方选药。譬如这个病人辨证为中焦虚寒，如果我们再给他开黄连、大黄就无异于'雪中送冰'，违背了中医的证对、方合、药当，也就难以获得预期的效果。"

看着席建中好像还有些不解，郭教授继续说："其实人体中本来就生活着数不清的微生物，这里面就包括病原微生物，它们与人类共生，如果将机体比作大地，那病原微生物就像是长在机体这片广袤大地中的杂草。现代医学对待感染性疾病是从病原学立论的，要消灭某种病原体，只要有足量有效且足疗程抗生素，就可以在短时间内迅速将它们杀灭。但人体是一个开放的微环境，只要机体促使长草的环境因素没有改变，过些日子它们还是会死灰复燃。中医学则重视人体内环境的状态，注意调动机体的自我修复能力，许多药物或疗法可能并不针对病邪，而更多地去调整机体发生紊乱的内环境，消除杂草生长的根本因素。在这场'除草大战'中，现代医学用的是'除草机'和'除草剂'，中医学靠的是'土壤改良'。前者见效快，但容易复发；后者见效较慢，但重在治本。西医有技术优势，中医则有理论特长，只有将二者有机结合，才能取得更好的效果。因此，在中西医结合的临床过程中，往往需要首先坚持中医的理论思维，也就是辨证论治原则，做到衷中参西。"

席建中还要接着问，一个年轻的护士跑了进来："郭老、施医生，二十床突然浑身大汗淋漓，能否请你们马上去看一下。"

要知患者的病情如何，郭教授又能否力挽狂澜，请看下回分解。

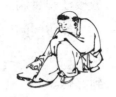

第十七回

抗休克茯苓四逆施，道医学融汇出新知

郭教授一行在护士的指引下来到 20 床患者床前。只见患者是位老年男性，半卧位躺在床上，面色虚浮而黯，精神萎靡紧张，额头和两颊都是汗滴，鼻子上插着氧气管，胸部高耸起伏，呈现出一副气喘不迭的样子。旁边的家属正在给病人拭汗，可刚擦完这边脸，另一边脸却又立刻冒出黄豆大的汗滴。

小施站定后迅速简要地汇报病史：患者张某，男，74 岁。既往有慢性喘息性支气管炎 40 余年，10 年前诊断出肺心病，常于冬季感冒后发病。本次因咳嗽、咯痰伴气喘不能平卧、双下肢水肿由门诊于一周前收治入院，入院后给予抗炎、平喘、强心、利尿等治疗措施，这两天患者肺内炎症基本控制，精神好转，但下肢水肿却一直没有消退，所以想请郭老来会诊一下，没想到患者的病情会突然加重。

"病人是并发重症心衰，马上给病人静推 40mg 速尿，减轻心脏负荷，备 50ml 参附注射液，加入葡萄糖液中静滴以强心。"郭教授注视者病人，一边给病人搭脉，一边向护士下达医嘱。

等望闻问切及体格检查完毕，郭教授又对小施说："我来口述处方，你马上到门诊取药拿来病房煎煮，给病人服用，直至病情见到好转。"

小施一丝不敢怠慢，认真地写下处方：炮附子15g，红参9g，炮干姜6g，炙甘草6g，茯苓30g，炒麦冬15g，生龙牡各30g，万年青15g，益母草15g。等郭教授签好字后便跑了出去。

待病人挂上液体，旁边焦急不安家属的情绪也开始平复下来，郭教授便问："患者的病情不是有好转了吗？为什么会突然加重了？"

病人家属有些不好意思地说："老爷子在床上躺了一周多，心里闷得很，这两天感觉舒服多了，今早晨起床后便吵着要下去走走，我拗不过他只好带他下去了。可回来的时候电梯很忙，等了半天才乘上，电梯里面人挤人、人挨人，正常人都有些闷得喘不过气来，老爷子也开始憋喘得厉害。这不刚挪到床前躺下，他就捂着胸口，一边喘一边头上流汗，怎么擦也止不住。"

"汗为心之液，患者心气外越，津随气脱，所以就会大汗淋漓不止。"郭教授看着两个弟子，接着说："病人脉象滑细而数，重按无力，这也是心气外泄的表现。"

仲小依仔细望着患者起伏的胸膺随心率而微微跳动，若有所思地说："《内经》上言：脾之大络，名曰虚里，出左乳下，其动应手，候宗气也。现在患者的表现是否就是所谓的宗气外泄啊？"

郭教授赞许地点了点头："《内经》里说的'其动应衣，宗气泄也'，就是对心衰患者局部表现的一种形象描述，是祖国医学独创的一种观察心脏功能的方法。"

席建中对郭教授和仲小依讨论的这种新鲜诊查方法非常感兴趣，可对其中某些医学术语却是有些不解："你们一会说患者的病机是心气外泄，一会又说是宗气外泄。这两者难道不是一个东西啊？"

郭教授笑了："气是中医学中最复杂难懂的概念，也是中医学有别于现代医学的主要标志之一，等有时间的时候我会专门给你讲解一下。单就心气和宗气而言，前者是后者的重要组成部分。宗气是由来源于中焦的水谷精气和肺吸入的自然界清气构成的，生成后积于胸中膻中穴，一方面贯心脉以行气血，另一方面走息道而司呼吸。这个病人心肺功能都有问题，准确地说应该是宗气外泄，单就心脏来说，讲心气外泄也未尝不可。"

仲小依看着小施医生夹在病历中的处方，突然又发现了新的问题："郭教授，我看您的处方是四逆汤加味，应该是按少阴病来进行辨治的。仲景在《伤寒论》中提出少阴病的主证是'**脉微细，但欲寐**'（281），可这个病人脉象虽细，精神却是烦躁紧张，明显与少阴病有些不相吻合啊。"

郭教授听到这里又笑了："你是只知其一，不知其二。少阴病过程中由于阳气不足，神失所养的确常表现为精神萎靡（但欲寐），此为其常。但在一些特殊情况下，患者也可以出现躁扰不宁的相反状态，如《伤寒论》第61条'**下之后，复发汗，昼日烦躁不得眠，夜而安静，不呕，不渴，无表证，脉沉微，身无大热者，干姜附子汤主之**'，就是少阴病患者白天身之阳气得天阳相助，暂时与邪相争表现出的烦躁不安，但夜间天阳衰退，正气无力抗邪而恢复安静；再如在少阴病和厥阴病过程中，倘若危重病人突然由安静转为躁扰不宁，这往往提示患者阳气暴脱，虚阳外扰，是病情加重的征象，像第300条'**少阴病，脉微细沉，但欲寐，汗出不烦，自欲吐，至五六日自利，复烦躁，不得卧寐者死**'，描写的就是这种情况。"

"过去我以为中医除了会开汤药，就是使用针灸和推拿等传统疗法，没想到您对现代医学知识也是如此精通啊？"通过这次病房会诊，席建中对郭教授更是佩服得五体投地。

郭教授和蔼地笑了："医学是一门需要终生学习的科学，如果不能与时俱进，是难以成为一名合格医生的。当今西方医学有许多可以值得中医学习和借鉴的地方。譬如这个静脉给药，能使药物迅速进入人体而发挥治疗作用，还可以在短时间内补足患者所缺失的水、电解质或血浆、血细胞等物质，使机体迅速恢复原有的平衡，这是传统中医药疗法是无法比肩的。在古代，没有静脉给药等手段，不仅食物，就是药物也往往要靠口服经过脾胃的运化后才能慢慢被机体利用而发挥治疗作用，所以对于虚损性疾患治疗起来就相对较慢，治疗的难度也很大。而对于一些急性失血亡津脱液的患者，其临床救治的死亡率更是非常高的。但当静脉给药技术出现后，本来对传统中医药而言一个很大的治疗难题也就迎刃而解了。也正是凭借其一系列的技术优势，西方医学在近现代插上了腾飞的翅膀，最终迅速超越了发展缓慢的中医学及其他传统医学，占据了主流医学的地位。而中医学则在日新月异的西方医学面前，其阵地不断地流失，最终沦落到今天替代与补充医学的地位。所以，在今天要做一名合格的中医，不懂西医学知识是寸步难行的。"

郭教授注视着席建中，继续说："尽管如此，与西方医学相比，中医药学在医学理论架构上却具有先天的优势，其天人相应的自然观、脏腑一体的病生观、辨证论治的诊疗观、防治并重的康复观等均对引领当代医学发展有着巨大的启发和指导价值。所以，作为一名新时期的中医，要充分借鉴西方医学的成功思路来发展中医药，用现代科学技术来武装中医，实现中医药新的飞跃。而作为一名有抱负的西医，也应主动去学习和借鉴中医的理论思维，探索和构建一种适应社会需要的新的医学模式。譬如对于这个患者，静脉给药只能救急，难以彻底治本。要真正使患者恢复健康还要根据机体阴阳气血的盛衰，补其不足，泻其有余，使机体恢复阴平阳秘的状态，而这也就是中医所强调的'治病求本'。"

正在这时，小施快步走进了病房，一边擦着额边的汗水一边说："20 床的中药已经取回来煎上了。"

郭教授转身嘱咐病人家属：等药物煮到一刻钟左右就开始给病人少量频服，边煮边倒边喂，一副药服完后可以继续服第二剂，病情有什么变化立即向医生汇报。

交代完毕，郭教授示意可以去看另一个要求会诊的患者了。小施医生带领大家向另一间病房走去。要知下一位患者的病情如何，师徒三人又会有什么新的交流，且看下回分解。

小中医成长记

——听故事 学伤寒

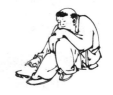

第十八回

除早搏妙用小陷胸，参西学仍须重辨证

小施带领郭教授来到 20 床隔壁的一个房间，只见房间窗边正站着一个三十五六岁穿着病员服的男性，个子不高，体型偏胖，体格健壮，面带微笑，丝毫看不出什么有病的样子。

仲小依向小施努努嘴，意思说：要会诊的就是他吗?

小施点了点头，仿佛看出了大家的疑惑，向大家汇报说："22 床这个病人虽然他看上去体格壮实，得的应该不会是什么重病，但他的室性早搏在我们病房里调治了一个多月，病情却没见到明显的好转，所以只好请郭老来会诊一下。"

病人这时也开口了："郭老，久闻您的大名。我这个病虽然不很重，却也算是个疑难杂症了。一个月来中西药物用了一大堆，可就是不见效。我都有些泄气了，所以才请您老出山给看看。"

"好好，那我就不揣鄙陋给你瞧瞧，但到底效果如何，也不见得有多高明，你也要有思想准备啊。"郭教授言谈非常谦虚。

病人坐到床上，主动地叙述起病史来：他原来是一名军人，身体素质非常棒，在部队长期从事文字工作。但由于工作需要经常加班熬夜整理材料，所以3年前开始出现胸闷、心慌，劳累后尤甚，到医院检查心电图发现室性早搏、冠状动脉供血不足，就开始服用西药控制。刚开始服用西药的效果尚可，早搏基本没有再发作，但一年后复出现胸闷、心慌等症状，自觉早搏频发，并开始加服参松养心胶囊等中药治疗。服用中药期间有时早搏可减少或消失，但停药后则症状又会出现。一年前患者以身体不适申请转业到地方工作，曾经好转过一段时间，但近来由于工作忙碌而致早搏频发。

席建中仔细地给患者做了心脏听诊，对郭教授说："患者是个频发三联律，各瓣膜听诊区没有闻及病理性杂音。"

仲小依则发现病人舌质黯红，苔黄略厚兼腻，言谈之间口气较重，脉象三五不调，滑大有力。再翻翻病人以前服用的处方，有以益气温阳、养血复脉为治则的炙甘草汤方，有以活血化瘀、行气止痛为主的血府逐瘀汤加味方，还有二者综合为治的合方。

看到这里，仲小依的眉头皱了起来："《伤寒论》117条说**'伤寒脉结代，心动悸，炙甘草汤主之'**，似乎与这个病人的症状表现非常符合啊，病人服了怎么会没有效呢？"

席建中抢着说："我记得炙甘草汤好像是个以扶正为主的方子，病人的心电图提示心肌供血不足，应该是由于冠脉狭窄或者痉挛所致，这似乎应该适合使用中医活血通脉的方法。"

"我们后来用的血府逐瘀汤就是活血化瘀通脉的代表方啊，可病人用了也是没效。后来我们考虑，既然单纯扶正不行，祛邪也没效，那索性来个补泻兼施，使用二者的合方，结果还是没效。"小施也插话了。

这下子三个小医生都没言语了，齐刷刷地把目光投向白发苍苍的郭教授。

郭教授递过一张纸，笑眯眯地说："刚才你们在讨论的时候，我已经给患者开好方子了。"

仲小依接过处方，只见上面写着：制半夏12g，瓜蒌皮30g，黄连9g，……

"小陷胸汤？！"小施显得有些惊讶。

"**小结胸病，正在心下，按之则痛，脉浮滑者，小陷胸汤主之**（138）。"仲小依随口把《伤寒论》小陷胸汤的原文背了出来，但似乎又感觉到有些不对，自语道："小陷胸汤的病位在心下，也就是剑突下胃脘所在部位，这和患者胸闷的病位不一致啊。"

郭教授看着仲小依："结胸病的表现和成因还记得吗？"

"当然了！**按之痛，寸脉浮，关脉沉，名曰结胸也**（128）。**病发于阳，而反下之，热入因作结胸……所以成结胸者，以下之太早故也**（131）。"仲小依流利地背了出来。

"既然结胸的主脉为寸脉浮、关脉沉，就提示本病的病位在中上二焦，相对比较宽泛。而大陷胸汤主治的'从心下至少腹硬满而痛不可近'，甚至还涉及下焦。仲景认为结胸的成因，多系在外感热病过程中由于医生误用下法，致使无形邪热入里，与有形之痰饮湿浊等搏结而成。肺为贮痰之器，脾为生湿之源，邪阻上焦则胸闷，阻于中焦则脘胀，影响下焦则腹满。所以，结胸以上中二焦病变为主，但实可涉及三焦。"郭教授顿了一下，继续说："根据病邪性质的不同，仲景将结胸分为热实结胸和寒实结胸两种，在热实结胸中，又根据病情的轻重将其分为大陷胸和小陷胸两类证候，在大陷胸证中又根据病势的缓急再将其分为大陷胸汤证和大陷胸丸证。这就是仲景诊治结胸病的大致规律。因此，小陷胸汤证的病位不仅可在心下，更可在胸膈，只是与大陷胸汤证相比，它在病情上相对较轻、病位上相对局限而已。"

"患者的胸闷产生的根本原因在于冠脉供血不足，参照当前比较流行的微观辨证，似乎应该从血脉不畅进行论治，可您为什么根本不选择活血化瘀，而要从痰热论治呢？"席建中从中西医结合的角度，提出了自己的疑惑。

"作为一名医生，临床分析问题首先要全面、仔细，避免以偏概全，这也就是中医诊断学所强调的四诊合参、综合分析。尽管参照现代医学的检查，患者的病变在微观病理上与血管有关，但其舌苔、脉象以及胸闷等症状却提示病不在血分，而在气分，属痰热内蕴阻滞心胸，像患者舌苔黄腻、脉滑、胸但闷不痛也均支持这一诊断。"郭教授看着席建中，"至于说到'微观辨证'这个问题，我有些自己的看法。在现代医学科技日新月异的今天，中医学要想生存和发展，必须在继承的基础上与时俱进。当前借鉴现代医学的检查手段而进行的'微观辨证'，把现代医学的检验检查手段看作传统中医四诊的延伸，对中医药来讲的确是一种发展和进步，这在一定程度上提高了中医药诊治的疗效。但是，我也注意到现在临床上有一种不好的倾向，就是习惯于以微观（客观）指标来取代中医的辨证。如一见到血管病变就进行活血化瘀，一见到胃下垂就补中益气，一见到白细胞升高就清热解毒等。这其实是以一种西化的思维来指导中医用药，已经违背了中医辨证论治的精神。举个例子来说，对于脂质沉积所形成的动脉硬化，临床既可出现中医血瘀证的特征，也可能表现为中医的痰浊，像仲景使用瓜蒌薤白剂治疗胸痹即是明证；对于胃下垂，虽然有不少患者的确表现为中气不足，但临床阳虚气滞患者也不在少数；临床 G^+ 菌感染引起的白细胞升高的确常表现为热毒炽盛，但 G^- 菌引起的感染却常常表现为寒湿或寒毒。因此，如何正确地理解和借鉴微观辨证，这在临床上还是一个需要不断探索和磨合的过程。在这一过程中，我有一个基本的认识，就是任何微观指标对中医而言只也不过是一个临床'症状'——既然是症状也就存在一个真假的问题——在参照这些指标的时候一定要坚持中医学的主体理论和思维，进行辨证论治。 要想做出一个准确的证候诊断，必须四诊合参，将微观指标与宏观症状相互印证、去伪存真，不能简单地以西代中、以症代证，将辨证论治西化和简单化。 如果中医失去了辨证论治的灵魂，也一定是以丧失或降低临床疗效为代价的。"

听到这里，席建中颇有感悟地说："原来我自以为学习中医已经有些入门了，并掌握了一定的规律，现在看来还早得很啊。"

郭教授笑了笑："至于这个患者服用这个方子的疗效如何，还要过两天才能知道。 现在我们回门诊吧，估计有不少病人已经等了很久了。"

仲小依和席建中拥簇着郭教授快步向门诊走去。 欲知门诊又会有什么新奇的病例，请听下回分解。

小中医成长记

——听故事 学伤寒

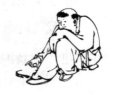

第十九回

小青年游泳得怪病，五苓散化气治水停

　　郭教授带领两个弟子回到门诊，发现门诊外果然已经等候了长长的一排病人。 一个年轻病人早已等在诊室里面，他看上去大概二十五六岁，脸色偏黄，身材清瘦，表情有些焦虑与紧张，手里攥着一叠颜色不一的不同医院的门诊病历。

　　"你怎么了？ 哪里不舒服？"郭教授坐定后和蔼地问。

　　"我的病可真是一言难尽啊，这几年我几乎跑遍了上海大大小小的医院，听说哪里有有名的大夫我就前去就诊，听说有什么有效的偏方秘方我也求来自己试用，吃的药都可以足足装满一间屋子了，但到现在也没有把这个病治好。 前几天在网上查到了您的资料，知道您的中医学术水平非常高，连市里许多医院科室的主任都是您的学生，临床上您对疑难杂症的治疗有着丰富的经验，全国各地的病人都来您这里求治。 所以我今天专程坐了两个小时的汽车到这里来找您，希望您能给我一个奇迹。"

　　"好了，你还是抓紧时间讲自己哪里不舒服吧。"仲小依打断了小伙子不着边际的唠叨。

"我的病很奇怪，主要是排尿困难，尤其是失去了正常人那种想要排尿的感觉，不知道自己是不是该去厕所了。"

"那你平时怎么知道要解小便啊？"席建中好奇地问。

"唉，就是基本靠表呗，白天我大约每隔两三个小时就会去一趟厕所，然后蹲坐在马桶上，两只手用力按压小腹，这样才能将小便解出来。"

仲小依听到这里来了精神，心中暗自兴奋：又碰到一个疑难杂症，这次可要抓住机会，认真领会郭教授的诊治思路。

"你这种情况多长时间了？ 发病有什么诱因吗？"郭教授开始准备写病历了。

"3 年了。 3 年前的夏天，我去村边的小河里游泳，回家后便觉得浑身怕冷，头痛，并开始发烧，感觉腰背这个地方胀痛，紧接着就排不出尿来了，感觉到想小便，但怎么也解不出来。 去医院检查发现双侧输尿管不通、双侧肾盂积水，医生就马上给我做了手术。 手术非常顺利，输尿管通畅了，但术后我非但小便还是解不出来，就连要小便的感觉也消失了，B 超检查双肾、输尿管却都没有发现什么异常。 不过比术前要好的是，我去厕所使劲按压自己的小腹，小便倒是能排出来，但总好像没排不干净。 所以，这 3 年来我就在各个医院之间跑来跑去，盼望有一天能够解决这个难题。"

"你现在除了小便困难、没有排尿的感觉，还有什么不舒服吗？"郭教授接着问道。

"小便的时候尿道有点发热的感觉，尿很混，有点像淘米水。其他就没有什么了。"小伙子说道，突然又好像记起了什么，"还有就是经常觉得口干，可我又不敢大量地喝水。"

"有没有查过尿常规？"席建中插话问道。

"几乎每次就诊都查，结果也都差不多，就是小便里有白细胞。这张是两天前查的。"小伙子摊开厚厚的一叠病历，从一本里抽出一张化验单。

"白细胞满视野。"席建中看着化验单说道，又抬头看看郭教授，"还要再查一个吗？"

郭教授摇了摇头，继续问："你现在有发热或怕冷的感觉吗？"

"没有。"

"他的脉略浮，尺肤比较干燥。"郭教授向学生讲述自己切诊的结果，突然又问道："平时你汗出得多吗？"

"自从得了这个病，我就很少出汗，即便夏天非常热的时候也似乎不出什么汗。"

听了小伙子的这段话，再看到他舌质淡白、苔根白厚而干，郭教授略一沉吟，便运笔如飞，开始疏方：桂枝 10g，茯苓 15g，猪苓 30g，白术 15g，泽泻 12g，麻黄 3g。

"医生，您的方子就这么几味药？我这么长时间的病吃了后能有效吗？"病人接过郭教授的处方，一副惊讶和迟疑的样子。

"用药如用兵，中医处方用药就像是排兵布阵。兵不在于多而在于精，将不在于广而在于勇。兵法上说：知己知彼，百战不殆。你这个病之所以难治，是难在给出一个准确的诊断。如果不晓得什么病，杂乱处方，再多的药吃下去也是白搭。但如果能够辨证准确，就不需要诸药杂陈，药少力专更容易取效，否则反而失去了治疗的主攻方向。"郭教授通过生动的比喻，仔细地给患者解释。

"您说的是有一定道理，我的确各种各样的方子都吃过，就是没有一个是有效的。不过既然说到诊断的问题，想必您应该清楚我得的是什么毛病了。"

"你的病虽然从现代医学的角度看非常难以给出诊断。但从我们中医来考虑，根据你的病史和临床表现，我认为你得的是蓄水证。这个证候早在东汉时代，我们的医圣张仲景就已经认识到了。它往往在发生在外感病的过程中，由于机体大量丧失水分或者外邪郁闭肌表等，导致体内水液的输布、排泄产生障碍而使水液蓄积在下焦，后世有的医家也形象地称为'膀胱蓄水'。"

"您说得太对了，我这个小便排不出来，可不就是'膀胱蓄水'嘛。"小伙子的眉头舒展开了，露出一副兴奋的表情。

"你先拿一周的药吃吃看，注意每次煮好药后一定要趁热吃，而且吃完药后再喝一点热水，最好能够帮助你出点汗。"郭教授进一步叮嘱。

席建中望着郭教授，一副欲言又止的样子。"有什么话，说出来听听。"郭教授和蔼地笑着。

"病人尿里有大量白细胞，您为什么不用点中药里的清热通淋药呢？这些药都具有很好的抗炎作用。"

"呵呵，中医治病强调治病求本，病人之所以小便里长期有白细胞，是因为排尿困难，膀胱里留有残尿引起的。我们只要将病人的排尿障碍改善了，即便不用专注抗炎，病人的炎症也自然会消失。反之，如果不能纠正排尿障碍，即便使用再多的对症处理药物也无济于事。"

席建中想起病人原先吃的各种各样的抗生素，一下子有些领会郭教授所谓治病求本的含义了。

"郭教授，您是如何判定他得的是蓄水证呢？还有，您用五苓散来治疗蓄水，可为什么还加麻黄呢？"沉默了好久的仲小依道出了两个令自己困惑的问题。

"这两个问题提得好，抓住了问题的关键。先讲我是如何辨证的，病人游泳后外感、然后发病的病史符合蓄水的发病规律，更重要的则是病人发病后的表现与蓄水的主证非常一致。"郭教授沉吟了一下，接着说："在《伤寒论》中，仲景使用五苓散条文有七八条，最主要的是71~74条，包括**太阳病，发汗后，大汗出，胃中干，烦躁不得眠，欲得饮水者，少少与饮之，令胃气和则愈；若脉浮、小便不利、微热、消渴者，五苓散主之（71）。 发汗已，脉浮数，烦渴者，五苓散主之（72）。 伤寒，汗出而渴者，五苓散主之；不渴者，茯苓甘草汤主之（73）。 中风，发热六七日不解而烦，有表里证，渴欲饮水，水入则吐者，名曰水逆，五苓散主之（74）。** 其主证可概括为小便不利、口渴和兼有表证（发热或脉浮）三个方面。 这个病人虽然现在已没有表证，但表气郁闭，卫表失和的病机却仍然存在。"

"哦——！ 排尿困难、无排尿感正是蓄水最典型的症状，水气内停，膀胱气化失司，清浊不分，尿液就会浊如米泔；水气内停，津不上承，患者会长期口渴，且饮水不解；气化不利，三焦气机不畅会导致汗少；表气不和还会出现脉浮。"仲小依恍然大悟，"所以本证是水蓄膀胱并兼有肺气不宣，所以用五苓散通阳化气行水，再加麻黄开腠发汗祛邪，并助宣肺利水。"

席建中听得频频点头，突然问："为什么要让他喝热水呢？"

"五苓散的方后注里，有'**多饮暖水汗出愈**'，就是让患者喝热水，以水之热振奋阳气，促进体内水液的代谢。"

"原来如此啊！"席建中恍然大悟。

小中医成长记

——听故事 学伤寒

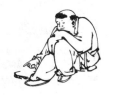

第二十回

年少妇闭经又健忘，下瘀血桃核承气汤

　　小青年刚起身准备离去，一位 30 多岁的少妇走了进来。 只见她中等身材，脸色偏黯，两颊还有少许褐斑。

　　"您哪里不舒服？"仲小依关切地问。

　　"我月经有 5 个多月没有来了，开始没有重视，觉得不来正好，每月反而少了些麻烦。 可是最近两个月来我脾气变得暴躁，常常心烦，好忘事，总有几天里觉得身上似乎哪里都不舒服。 我的几个好朋友也说我脸色变得很差，建议我来看看医生。"少妇娓娓道来。

　　"你们切一下她的脉，又沉又硬，是个典型的弦脉。"郭教授示意两个弟子，转头又对病人说："你最近心情不太好吧，是不是有什么烦心事？"

　　"老医生，您是怎么知道的？"女病人满脸诧异的样子，叹了口气接着说："我的儿子现在上小学了，可还是一天到晚总知道玩，成绩自然不好。 每次我批评他，他却总是和我对着干，弄得我天天和他生气。"

"虽然你没有开口，可你的脉象已经告诉我了。"郭教授和蔼地笑了，"《素问·平人气象论》里说'病肝脉来，盈实而滑，如循长竿。'你的脉象就像按在硬硬的竹竿上，所以主肝气有余，为肝气郁结的表现。"

"你们中医真的很神奇啊。"少妇掩不住内心的兴奋："其实前几天我也来你们医院看过西医，医生给我开了一大堆的检查单，可最后查来查去，结论是我哪个系统都没病！ 最后医生只好建议我去看心理医生。 我觉得自己心理很正常，反倒是那个医生的心理才可能有问题呢——你说我整天都感觉不舒服，这难道还不是病？"

仲小依听了病人的话，揶揄地捅了席建中一下，一脸的坏笑。席建中虽然有些不服气，可也实在找不出反驳的理由来，只好求助地望着郭教授。

"现代医学重视客观的理化检查，诊断上强调实证，这并非坏事，而是一种严谨求是的表现。 但人是一种活生生的复杂的高级生物，是物质与精神、形体与功能的统一体，其器官实体与其功能之间并非是简单的等量对应关系，而是存在着复杂、系统的调节和代偿机制。 譬如，在外感疾病过程中，人体器官功能的失调常常先于器官实体的损害而出现，而不是一定程度功能的失常便必然伴随着相应程度的实体损害；反之，大多数内伤疾病过程中，由于人体器官具有强大的储备与代偿功能，只有在实体器官损害达到某一相对严重的程度，超过了其自身的调控能力，机体才会表现出较为典型的功能失常，就像大多数的肿瘤患者，一旦出现了典型的临床症状，往往标志着疾病已经进入了中晚期。 所以，对人体而言，形质与功能是同一事物的两个方面，中医学擅长把握功能状态，现代医学则重视形质改变，而未来医学的发展方向，必然是强调功能与形质二者的有机统一。"郭教授望着两个弟子，"我们中医不能嘲笑西医的刻板，西医也不应驳斥中医的主观，顾此失彼都是有失偏颇的表现。中西医之间应该取长补短，努力学习对方的长处，这样才能弥补自身的不足，更好地为保障人类健康服务。这个病人的各种检查未见异常，虽然不能据此给出治疗方案，但至少帮助我们排除了她患肿瘤等恶性疾病的可能，这样我们就可以放心地调理她的机体功能，而不至于耽误病情。"

"老教授，听您这么一说，我这检查倒是做得很有必要了。"少妇乐呵呵地笑了。

"你的大便正常吗？"郭教授突然问道。

"应该没什么问题，一天一次，每次都很通畅。"少妇认真地答道。

"我指的是大便的颜色，有没有什么异常？"

"噢，您不提我倒忘了，最近我的大便总是黑黑的，有时还发青，已经有很长一段时间了。开始以为是饮食的问题，可几个月来无论吃什么东西却都是这个样子，好像跟饮食也没有多大关系。"

听了少妇的回答，郭教授果断地提起笔来，开始书写处方：

桃仁 15g，制大黄 9g，桂枝 9g，炙甘草 6g，水蛭 9g，香附 15g，……

"桃核承气汤？"仲小依有些惊讶："《伤寒论》第 106 条：**太阳病不解，热结膀胱，其人如狂，血自下，下者愈。其外不解者，尚未可攻，当先解外，外解已，但少腹急结者，乃可攻之，宜桃核承气汤。** 可这个病人没有发狂、少腹急结等蓄血证的症状啊？"

郭教授笑了："你是只知其一，不知其二。《伤寒论》106 条描述的下焦蓄血是在外感病过程中，由于外感邪热入里，与血搏结所致，其病因为热，所以病势急、病情重，才会有发狂、少腹急结等瘀热并重的征象。 而这个病人下焦蓄血系由情志内伤、肝气郁结所致，其病因为气滞，系日久气滞血瘀，致胞脉瘀滞而出现闭经，所以病机以瘀为主，也就不会出现瘀热并重的征象。 二者的病因虽然不同，但其病机却是一致的，都是下焦蓄血。"

"这也算是中医的'异病同治'吧？"席建中的反应倒是挺快："但是我有一个问题：我注意到您在问清楚了病人大便的情况后就开始开方了，也不再问病人有无其他不适，这是为什么啊？"

郭教授对席建中的细致观察深感欣慰，赞许地看来他一眼，但却没有直接回答席建中的问题，反而转向了仲小依："你再仔细看看，我这个方子里除了桃核承气汤，还隐含着哪个方子啊？"

"对了！ 方子里有水蛭，应该还有抵当汤！"仲小依兴奋地喊了出来。

"是的，其实我这个方子应该是大半个桃核承气汤加大半个抵当汤。 患者虽然下焦蓄血，但以瘀为主，所以我去掉了桃核承气汤中专主泻热的芒硝，再增加抵当汤中化瘀的水蛭，以增进整个方剂的活血化瘀之力。"

"郭教授，您还没有回答我的问题呢。"席建中紧追不舍。

"我明白了。"仲小依有些兴奋地看着席建中："虽然《伤寒论》中太阳病篇抵当汤的主证也是发狂和小腹硬满，但仲景在阳明病篇第237条却提到：**阳明证，其人喜忘者，必有畜血。 所以然者，本有久瘀血，故令喜忘，屎虽硬，大便反易，其色必黑，宜抵当汤下之。** 刚才患者主诉自己经常健忘，而郭教授再通过追问病人大便的颜色，以进一步确证其病机为下焦蓄血。 一旦汤证相合，所以就可以放胆使用桃核承气和抵当汤了。"

郭教授对仲小依的回答非常满意，刚要褒奖几句，桌子上的电话铃却又响了起来。 欲知电话的内容如何，且看下回分解。

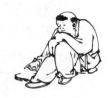

第二十一回

脑出血高热又昏迷，用承气通腑显神奇

　　仲小依拿起电话，对方说是医院急诊室，他们那里有一个高热不退的病人，问郭教授下班前能否去会诊一下。 郭教授点点头，示意仲小依应允，自己则继续认真地诊治下一位患者。

　　看着最后一位患者起身离去，席建中长长地吁了口气：终于可以休息了。 仲小依则整理了一下挂号条，发现这一个上午郭教授除去病房会诊，居然还诊治了近 30 名患者。

　　郭教授脸上则没有一丝倦意，笑眯眯地说："走吧，再跟我去趟急诊室。"两个实习生才忽然记起还有一个急诊的患者需要会诊。

　　还没到急诊室门口，远远就看到急诊的张主任已经在门口迎接了。 张主任恭敬而热情地向郭教授打招呼："郭老，这么冷的天，还麻烦您亲自过来，真是辛苦您了。 不过这个病人的病情的确有些重，我们实在是搞不定了，所以才决定请您老出马。"

来到患者床前，只见床上躺着一个六十多岁、体型偏胖的老年男性。患者头发斑白，神志昏迷，大冷天头上还敷着冰袋，周身几乎插满了管子——头上有引流管，鼻子有氧气管、鼻饲管，下身还有导尿管，手上、脚上插着输液管。

张主任亲自汇报病史：患者李×，男，69岁。3天前与人争吵后突然出现神志昏迷，不省人事，伴呼吸深慢，发热，遂被送入我院急诊。查：T 39.1℃，P 96次/分，R 16次/分，Bp 210/120mmHg，颈强直，四肢肌张力增高，颅脑CT示：右侧内囊及脑室出血，诊为脑出血，高血压病（极危重期）。入院后给予脱水、降压、开颅减压等治疗，患者血压保持稳定，呼吸转为平稳，但却高热持续不退，尤其是在午后热势更高，并有躁扰不宁、说胡话，神志也没有好转的迹象。

郭教授听完张主任的汇报后开始认真地查体，并示意仲小依看看患者的舌象。仲小依靠近患者的头部，一股臭秽之气迎面扑来。等用压舌板把患者的嘴巴撬大，仲小依发现患者舌质深红，舌苔焦黄而厚，龟裂起刺。

席建中摸着患者的脉，突然说："郭教授，患者发着高热，为什么他的手却是冰凉呢？"

仲小依抢过话头："《伤寒论》说**'厥深者热亦深，厥微者热亦微。'**指的就是患者高热的程度和四肢厥冷的程度是成正比的。"

"当患者体内有实热时，热邪可以壅滞气机，使阳气不能到达四末而出现手足厥冷。这就是仲景所谓**'凡厥者，阴阳气不相顺接，便为厥。厥者，手足逆冷是也**（337）。'要判断患者手足的厥冷是由寒还是由热引起的，必须要进行全身性的诊察。"郭教授掀开被子，示意席建中摸摸患者的腹部。

席建中把手放到患者的腹部，觉得他的皮肤焮热灼手，用力按压，还有些抵触感。忽然席建中觉得患者左下腹有一个硬硬的包块，呈条索状，按之边缘光滑。

郭教授搭着患者的脉，忽然问："患者的大便怎么样？"

"自从入院以来患者就没有大便过，昨天我们也给他灌过肠，可只排出一些臭秽的黑色液体。"张主任答道。

"患者的脉浮取不及，但沉取实而有力，且往来涩滞不畅。结合潮热、谵语、肢厥和舌苔焦黄而燥，再加上四日未大便，似乎应该属于阳明腑实证。"郭教授松开患者的脉，沉吟着说。

"可是患者灌过肠，并没有燥屎出来，似乎可以否定阳明腑实证啊。"仲小依接着说。

"仲景在《伤寒论》少阴病篇中说过：**少阴病，自利清水，色纯青，心下必痛，口干燥者，急下之，宜大承气汤。**（321）如果患者灌肠时燥屎结聚已盛，尤其是伤及少阴真阴，就可能不会那么轻易地被灌出来，所以出来的也可能只是肠道中的分泌物。"

"噢！我明白了。"席建中突然兴奋地说，"我刚才发现患者左下腹有一个硬硬的长条索样的包块，一直不明白是什么东西，现在想来应该是患者结直肠内结聚的粪块吧。"

张主任掀开患者的被子，触诊之后，肯定地点了点头。

"**伤寒若吐若下后不解，不大便五六日，上至十余日，日晡所发潮热，不恶寒，独语如见鬼状。若剧者，发则不识人，循衣摸床，惕而不安，微喘直视，脉弦者生，涩者死。微者，但发热谵语者，大承气汤主之。若一服利，止后服。**（212）"郭教授自信地吟了一条《伤寒论》原文，运笔疾书，写起处方来：

生大黄15g（后入），芒硝30g（冲），厚朴12g，枳实12g，全瓜蒌15g，郁金15g，石菖蒲15g……

郭教授把处方递给张主任："马上取药给病人煮上，煮好后立刻鼻饲，服药后密切观察患者肠鸣音及肛门排气情况。 如果患者用药后肠蠕动没有增加，就继续煮第二剂鼻饲，直至出现肠鸣和排气。 一旦患者大便排出，不仅高热可以退下来，而且神志也可能会迅速清醒。"

"真的吗？ 如果那样就太好了！"张主任非常兴奋，"说实话，我们现在头痛的，一个是患者的高热，另一个就是患者的昏迷了。 虽然除了开颅减压外，我们也用了不少营养神经的药物，还有往常非常有效的具有开窍醒神功效的中药针剂，可在这个病人身上就是看不到丝毫效果，患者一直都处于深昏迷状态。"

"我们中医认为，阳明为多气多血之经，阳明热盛往往会扰动心神，轻则引起烦躁，重则神昏谵语。 而一旦邪热得除，神明自无所扰，自然可以恢复正常。"仲小依从中医的角度答道。

"中医的道理有些深奥，这一时半会我可听不明白。 我们西医认为病人的病位在脑，你们中医却通过通泄肠腑来治疗，这的确是很难理解的。"张主任谦虚地讲。

"其实道理也不复杂。"郭教授呵呵地笑了，"病人脑出血后，神经系统受损，胃肠功能受到抑制，肠道微环境发生改变，引起肠道细菌发生异位，进入血液后释放毒素，刺激血管内皮释放多种炎性因子，这些细菌、毒素、炎性物质透过血脑屏障，又会对大脑造成进一步损害。"

"您说的是全身炎症反应综合征！ 郭老，我太佩服您了。 您不仅是中医的大家，对现代医学也如此熟悉，真是我们学习的楷模啊。 看来，有空的时候我也该学习一点中医，为自己临床寻找点新思路了。"

郭教授看着张主任，继续笑着说："我们是各有所长，自然是应该相互学习。 中医虽然知道肠与脑（心神）有着密切的关系，可在理论解释上却显得有些粗陋，难以令西医同仁接受。 而现代医学上世纪发现的脑肠肽与脑肠轴，则在一定程度上为中医的脑肠相关提供了佐证。"

张主任和席建中听着郭教授侃侃而谈，心里更是多了几分崇敬之情。

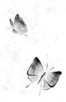

小中医成长记

——听故事 学伤寒

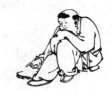

第二十二回

妙龄女便秘发痤疮，麻子仁清热又润肠

冬日里昼短夜长，转眼间又是两天过去了。今天郭教授是下午的门诊，仲小依和席建中约好午饭后一起去诊室。路上，仲小依有些兴奋地对席建中说："告诉你一个好消息，中医科病房里22床患者服了郭教授的药，频发室早已转为偶发，自觉症状也明显好转了。看来姜还是老的辣啊。"

"我上午去了趟急诊，看了一下前天我们会诊的脑出血病人。护士说患者服药当天排出了半痰桶的粪球，臭气逼人，整个急诊室走廊上都闻得到。说来也怪，患者排便之后不久，体温就开始下降，半天后神志也开始苏醒了。只是由于患者语言中枢受损，还无法说话。"席建中也谈了自己上午的发现。两个弟子均对郭教授高超的辨证能力和用药水平深感叹服，也都暗自决心利用好这个难得的实习机会。

收拾好诊室，刚泡好茶，郭教授就健步走了进来。两人刚想给郭教授汇报各自上午的发现，一个二十多岁的妙龄少女从门外闪了进来。 只见她体态微丰，皮肤白皙，杏眼柳眉，唇红齿白，面容姣好，不足之处是唇周点缀着几颗硕大显眼的黯红色痤疮。

"你哪里不舒服啊？"仲小依首先发问。

"我便秘有好多年了。"女孩子轻声地说。

"到底有多少年啊？ 那为什么现在才看呢？"仲小依继续追问。

女孩子不好意思地笑了，掩着嘴巴说："从我记事的时候就有，只是那时候还有便意，自己也解得出来。 可最近四五年来便秘的症状持续加重，最后连便意也没有了，我只有每周定时用两次开塞露，才能将大便解出。 至于为什么来看，主要还是因为近来我发现自己说话时有口臭，用了好几种漱口水也没有效果。 我在网上查了一下，说长期便秘也会引发口臭，所以就来看医生了。"

郭教授盯着患者有些殷红的嘴唇，突然问道："你是哪里人啊？ 平时喜欢吃辛辣的食物吗？"

"您说得没错。 我是湖南人，从小就喜欢吃辣椒，一日三餐没有辣椒根本就吃不下饭去。"

"那除了便秘，你还有什么别的不舒服吗？"郭教授继续问诊。

女孩子指了指自己嘴角的痤疮："我吃得下，睡得香，再要找不舒服就是它了。 这几年随着便秘加重，痤疮也总是此起彼伏，不过奇怪的是几乎总是在口唇周围这个部位发，不像别人额头、甚至背部都可能会发。"

郭教授望着两个弟子："知道这是为什么吗？"

两个弟子你看我，我看你，想不出为何单单这口周生痤疮的道理来。

"你们再观察一下她的嘴唇？"郭教授进一步启发。

"就是比正常人稍红些，也没有什么其他的异常啊？"席建中说道。

看着两个弟子抓耳挠腮的样子，郭教授微笑着说："比正常人红就是她口唇的异常之处了。 中医说：脾（胃）其华在唇。 患者唇色殷红，提示脾胃有热。 痤疮好发于口唇周围，其实也是本身脾胃蕴热的外在表现。"

"原来如此，我注意到患者的舌色偏红，舌根部的苔稍厚偏腻偏黄，右脉沉滑有力，这些也都应该是脾胃蕴热的表现了。"仲小依结合自己的诊察补充道。

"郭老，我终于明白中医所谓'见微知著'的精妙所在了。原来通过一个小小的细节，就可以把一个疾病的病机给概括出来。这也应该是对中医辨证论治的一种高层次的运用吧。"

郭教授颔首而笑，突然又转向病人问道："你小便情况正常吗？"并迅速补充，"主要是你小便的次数是否正常？"

"噢，您不说我倒忘了。 我其实还有一个毛病，就是白天小便特别频繁，几乎每半小时就要跑一趟厕所，而到了厕所又只是解一点点，颜色还有些偏黄。"

"您怎么知道病人的小便次数异常啊？"席建中对郭教授更加崇拜了。

"哈哈。 我们先来分析一下病人的病机，就自然可以找到答案了。"郭教授故意卖了个关子。

"患者以便秘为主证，从伤寒六经辨证来看，其病当属阳明，即仲景所谓'**阳明之为病，胃家实是也（180）。**'结合痤疮频发和舌脉来看，其病机应是脾胃蕴热，胃热肠燥所致，属脾约证。《素问·太阴阳明论》中说：脾为胃行其津液。 今脾胃有热，脾之转输功能失职，使津液偏渗于膀胱，故出现小便反数，肠道失濡，便会出现大便秘结。"仲小依分析得丝丝入扣。

"我明白了！ 《伤寒论》第247条说：'**趺阳脉浮而涩，浮则**

胃气强，涩则小便数，浮涩相搏，大便则硬，其脾为约，麻子仁丸主之。'而大便秘结和小便反数正是脾约证的两大主证，您就是凭这个断定患者小便有问题的吧。"席建中自己找到了答案。

郭教授对两个弟子的表现非常满意，刚想表扬几句，席建中却又开始发问了：

"郭老，最近我发现您临床上特别喜欢询问患者的饮食习惯，像刚才这个病人您也问过，这是为什么啊？"

"中医认为，引起疾病发生的原因，主要包括外因和内因两大类（当然还有不内外因一类），外因主要是外感六淫、疫疠之气，内伤则多起于饮食不节、情志喜怒。我们辨证的目的，除了要'谨守病机，各司其属，有者求之，无者求之，盛者责之，虚者责之'，抓住疾病的病机进行治疗，更要'必服其所主，而先其所因'，找到引起疾病最根本的原因。只有从根本上消除疾病产生的诱因，才有可能彻底治愈。像这个病人，其便秘的发生在很大程度上与自己嗜食辛辣的饮食习惯有关，如果不去调整饮食习惯，即便服用中药暂时取效，最终还是难免由饮食而复发。所以作为一名中医，除了医'病'，更要懂得医'人'。"

"郭老，古人说：上工医国，中工医人，下工医病。您这也算是对'中医'概念的一个精辟解释了。"仲小依听了插话道。

师徒三人听罢相视而笑。

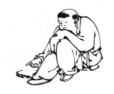

第二十三回

老年男多食高血糖，郭教授妙用白虎汤

女病人刚起身，一位年逾花甲的男性患者又来到了诊桌前。只见他体型肥胖，满面红光，梳着整齐的大背头，只是头顶的头发已经谢了不少，露出光亮的头皮。

仲小依拿起病历，粗略地翻了一下，问道："您怎么不舒服？"

"我前几天单位体检，查出我血糖高，医生说我得了糖尿病，让我来医院看医生。 刚才我去内分泌科看过了，西医给我开了一堆西药，叮嘱我必须要终生用药。 我一看药品说明书，每一种药都有那么多的副作用，说不定没等药物把我这糖尿病治好，我倒先让这些药物的副作用给'治死'了。 所以，我还是来看看中医对我这病是否有什么办法。"

老先生有些幽默的言语把郭教授和两个小医生都给逗笑了。

"您的空腹血糖11.2mmol/L，的确需要使用药物来控制了。近些年来的研究已经证实，像黄芪、黄连、黄精、何首乌等许多中药的确具有明显的降糖作用，而且由于中药作用靶点广泛，应用时又讲究组方配伍，相对西药而言，的确可以做到副作用小且经济高效。"席建中看着患者的化验单说道。

"是啊。 我最近看到一篇报道，专门是研究黄连中有效成分小檗碱的降糖作用的，文章从实验和临床两个方面阐释了小檗碱通过上调胰岛素受体的表达而发挥其降糖作用。 这不仅阐明了黄连的降糖机理，而且还一下子解除了我心中的一个大疑惑——以前一直难以理解中药理论中的'苦能坚阴'。 这篇文章中所阐释的苦药黄连能治消渴，正是对'苦能坚阴'理论的最好佐证。"仲小依也插话道。

"我们言归正传，看看这个病人该如何诊断治疗吧。"郭教授提醒弟子。

"您平时有没什么不舒服的地方？ 譬如身上有力气吗？"仲小依睖着患者大大的肚子，揣摩着"胖人多气虚"、"肥人多痰"病机。

"我体格一向不错，吃得香，睡得着，身上力气也还可以。"患者的回答令仲小依不禁有些失望。

"那你吃得多不多啊，喝得多不多？"席建中从患者的回答中继续寻找线索。

"你看我这体型吃得能少吗？ 告诉你，你们这些二十多岁的小伙子都不一定吃得过我。"老患者颇有些自豪地说道，突然又补充，"说到喝水，我年轻时就喜欢喝茶，反正整天是茶杯不离手的，也没有什么特别的感觉，不过这几个月来倒是早晨起来就想喝茶，这和我以前不空腹喝茶的习惯有些不一样了。"

"患者的脉按之有力，很像滑脉，却又来盛去衰，这是什么道理啊？"仲小依问道。

"来盛去衰，滔滔满指，状如洪水，这是一个较为典型的洪脉。"郭教授笑眯眯地回答，"《濒湖脉诀》说：脉洪阳盛血应虚，相火炎炎热病居。说明患者气分有余，却又存在一定的不足。"

"患者能食多饮，说明中焦有热，应该属于消渴病的中消证。"席建中这次倒非常自信。

郭教授点点头："那该用什么方子呢？"

"《中医内科学》中治疗中消使用的是玉女煎。"仲小依的反应还是那么敏捷，"玉女煎由熟地、石膏、知母、麦冬、牛膝组成。"

"玉女煎中熟地、牛膝都是补肾的，可病人好像并没有明显的肾虚表现。"席建中提出了自己的看法。

郭教授赞许地点了点头："既然如此，我们便可以重用石膏配知母来清解中焦邪热。"

"您的意思是这个患者我们用白虎汤来治疗？"仲小依有些兴奋。

"准确地说，不是白虎汤，而是白虎加人参汤。《伤寒论》中，虽然白虎汤和白虎加人参汤都是清解阳明里热，但白虎汤的主脉是浮滑，即176条所言：**伤寒脉浮滑，此表有热，里有寒，白虎汤主之。** 而白虎加人参汤的主脉为洪大，即26条论述的**服桂枝汤，大汗出后，大烦渴不解，脉洪大者，白虎加人参汤主之。** 脉浮滑提示脉气有余，正气不虚，而洪大脉则是来盛去衰，气阴已伤。此外，两个方子使用时还有一个重要的鉴别点，就隐藏在《伤寒论》白虎加人参汤的条文中。"郭教授看着仲小依，故意卖起了关子。

"《伤寒论》中白虎加人参汤的条文，除了您提到的26条，还有168条：**伤寒若吐若下后，七八日不解，热结在里，表里俱热，时时恶风，大渴，舌上干燥而烦，欲饮水数升者，白虎加人参**

汤主之。169条：**伤寒无大热，口燥渴，心烦，背微恶寒者，白虎加人参汤主之。** 170条：**伤寒脉浮，发热无汗，其表不解者，不可与白虎汤。渴欲饮水，无表证者，白虎加人参汤主之。** 222条：**若渴欲饮水，口干舌燥者，白虎加人参汤主之。**"仲小依熟练地背出了白虎加人参汤的条文，突然激动地叫起来："我明白了，每一段条文中都提到'口渴'，您指的鉴别点是不是就是这个呀？"

郭教授笑着点点了头："是啊。而且这个口渴还不是一般的口干、口渴，仲景一再强调口渴的程度——'烦渴'、'大渴'、'燥渴'，都是强调患者阴津已经明显受损。"说罢转头又对席建中说："你刚才说，现代药理研究证实，许多中药都具有明显的降糖效果。似乎是要说明我们临床可以参照中药药理来选择中药吧？"

看着席建中肯定地点着头，郭教授又语重心长地说："其实，虽然中药药理研究可以在某种程度上协助我们临床用药，但作为一名中医，临床还是要秉承中医的基本原则进行处方选药，在这里我给你们讲一个有趣的例子。日本科学家前些年发现白虎加人参汤有很好的降血糖效果。于是便想通过对方中药物的逐一筛选，找到其中降糖的有效成分。开始时他们分析，粳米是碳水化合物，甘草带有甜味，石膏不溶于水，所以断定是知母和人参具有降糖效果。但进一步的动物实验却发现，这两个药仅有轻微的降血糖作用，效果并不明显。于是他们又把两者合用，却发现并不能提高降糖效果，后来他们又在两者中加入石膏，却惊奇地发现整个处方降血糖作用明显提高，再分别加入粳米、甘草后，降糖作用又进一步增加。更令人惊奇的是，最后他们对整个处方中各药物的比例进行优化，发现将整个方剂按仲景原方的剂量比例配伍，其降糖的效果最佳。看见古人的配伍理论时刻以临床为中心，其源于临床又直接指导临床，而不是走动物实验通过药理学实证的路子。"

"我懂了，现代药理的结果固然可以参考，但中医临床选方用药主要还是要基于自身的理论。这就是您一直教导我们所谓的'中学为体，西学为用'了。"

　　听到这里，郭教授拍着席建中的肩膀赞许地笑了。

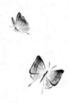

小中医成长记

——听故事 学伤寒

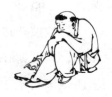

第二十四回

老妇人久苦患淋疾，猪苓汤一朝疴疾除

今天是病房例行专家带教查房的时间。

8 点整郭教授带领仲小依和席建中准时来到传统医学科的病房。 科里李梅主任热情地和郭教授打招呼："郭老，我们这周真的有几个病人要请您大显身手了。"

"呵呵！ 我这把老骨头给你们垫脚都嫌有点软，不中用了，只能给你们提点意见作参考。 我一会讲得多了，你们别嫌烦就行。"郭教授谦虚地说。

每次老专家带教查房都是科室里最隆重的事情，从科主任、专家教授，到主治、住院，进修生、研究生，护士长、护士，浩浩荡荡一大队人马，二十几个人挤进一间病房里真的是站不下，一些高年资的医生便知趣地站在门外，而年轻的小医生则决不肯放过这个机会，削尖了脑袋往里挤。

郭教授和李主任站在患者右首，住院医生站在床的对侧，护士长则站在床尾。 等一大圈人站定，住院医生开始汇报病史：刘某,女,65 岁。 因反复尿频、尿急 3 年,加重 1 周入院。 ……

郭教授一边听着汇报,一边端详着床上的病人。 只见她六十多岁,体型偏胖,虽然还是初夏,但额头上已经在不停地冒汗,手里还在扇着扇子,明显是一个阳热体质。

"你看起来精神还不错嘛! 是哪里不舒服?"郭教授笑呵呵地问。

"我每次一进医院就没有舒服了。"病人声音洪亮,"已经习惯了,每次进医院用上药,我这尿路感染就好了。 可每次出院用不了几天,就还是要发。 这病小,虽然不要命,却是让我痛苦异常啊,且不说小姐妹们的外出活动、旅游参加不了,就连小区里组织的舞蹈、合唱,我也是只能坐在一边看——刚想动一动,唱一唱,一用力小便就自己出来了。 可怜我原来那么好动的一个人,现在只能呆在家里,真是生不如死啊!"

"没那么严重吧,看看我能不能替你想想办法。"郭教授还是笑容可掬:"患者还有其他基础病症吗?"

"病人有 8 年的 2 型糖尿病病史,不过目前血糖、糖化血红蛋白控制尚可,也没有出现明显的并发症。"住院医生回答。

"患者老年女性,尿频、尿急反复发作,查尿常规见白细胞酯酶(+),高倍镜下可见白细胞,诊断'复发性尿路感染'应该没有问题。 在中医看来,这个疾病属于'淋证'范畴。 下面我们重点讨论这个病人的治疗问题。"郭教授一边翻看病历,一边有条不紊地叙述,"您还有哪里不舒服啊?"

"腰酸,没劲儿,怕热,一动就出汗,而且睡不好觉,还头昏、口干。"老太太回答得很干脆。

"小仲,你来分析一下这个患者的病机。"看到小仲正在搭脉,郭教授问道。

"《中医内科学》中根据病因和临床表现的不同,将淋证分为热淋、气淋、石淋、血淋、膏淋和劳淋6大类。这个患者小便不红不浊，也不夹砂石，应该可以排除石淋、血淋和膏淋。患者发作时尿频、尿急，时有发热，应该符合热淋的诊断；但患者溺后淋沥不尽，似乎又符合气淋；此外病情反复发作，劳累有加重趋势，看起来又像是劳淋。从病机上看，湿热蕴结膀胱应该是患者的主要病机，但患者老年女性伴有腰酸，应该还有肝肾不足；乏力、自汗提示兼有气虚；口干、寐差还提示阴虚。患者舌边尖红，舌根苔白腻，脉细而数，提示湿热内蕴，阴虚火旺。"

"分析非常好！基本把病人主要的病机都抓住了，尤其是能够不拘泥于课本，提出自己的见解，这是做好中医临床的基本条件。对于你们这些刚走上临床的本科生，要做的第一件事，就是要抛开教材中僵化的'辨证论治'。当然，我这个'辨证论治'指的是你们教材中的辨证分型、按证型论治。就像我提到淋证，你们马上脑子里回想的是书上六个固定的证型，分别对应着六个处方：热淋用八正散，气淋沉香散，石淋石韦散，血淋小蓟饮子，膏淋萆薢分清饮，劳淋无比山药丸。但走上临床，你们就会发现，临床患者千差万别，很少有人是按照课本来生病的。就像这个患者，既符合热淋，还像虚证的气淋，也基本符合劳淋。因此，我相信此时你们大多数同学脑子里不知道该选择哪一个方子。而这时候，回归中医辨证论治的本源，便是分析推导患者的病机。"

郭教授顿了顿，继续说："这个患者反复发病，就有一个正气不足的病机在里面，刚才仲小依同学已分析患者有肝肾不足，还有气阴两虚；另一方面，发作时赤涩作痛而不畅，或有寒热，为湿热蕴结，这是属实的病机。所以，这个患者总的病机，就是虚实夹杂、虚中夹实。《诸病源候论》中将淋证的病机进行了高度概括，说'诸淋者，由肾虚而膀胱热故也。'在这个患者身上，体现得可是淋漓尽致啊。"

"老教授，我这个毛病为什么就除不了根啊？一用药就好，停了药就发，这多久才是个头啊。"

"小席，你来给老人家说一说为什么她的病会反复发作？"郭教授把这个问题抛给了席建中。

"临床上，尿路感染是老年女性的常见病。其原因和女性的生理特点密切相关，一般而言，女性尿路比男性短而直，所以就相对容易发生因为细菌等引起的逆行性感染。而绝经之后，由于尿路黏膜发生萎缩，防御能力进一步减弱，所以更容易反复发生感染，且迁延难愈。更为重要的是，这个患者还有长期糖尿病的病史，免疫力较一般人低，如果患者小便里尿糖再有阳性，则更为细菌定植提供了良好的土壤，所以就会造成尿路感染反复发作。目前，现代医学主要是针对敏感菌使用抗生素进行治疗，虽然收效快，但停药后复发率高。整体而言，对这个病的远期疗效较为有限。"

"其实，在现代社会中，中医的优势在哪里？就在于那些现代医学解决不了的领域。对于一般的尿路感染，只要我们用上针对敏感菌的抗生素，很容易治愈。但是对于这种老年复杂性的尿路感染，若单纯从病因上考虑问题，那临床疗效就非常有限。我们中医崇尚二元论的发病观，也就是从'邪气'和'正气'两方面的相互作用来认识疾病，这与现代医学强调病因病理一元论的发病观相比，更重视'正气'。因此，对这个患者我们就可以更多从扶正的角度来考虑问题。患者腰酸、乏力、潮热、头昏、口干都属于肾阴不足，因此我们在清热通淋的同时，更要滋补肾阴。"郭教授转向仲小依，"你是经方派，说说仲景如果遇到这个病人，会用什么方子？"

"滋阴与清利并施，应该首选猪苓汤。"小仲自信地回答。

"好！那我们就给她来一剂猪苓汤试试看。"

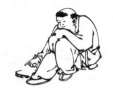

第二十五回

茵陈蒿退黄治肝炎，道检验微观辨证参

处理好老年患者，大家鱼贯而入进入另一个病房，小仲不禁被面前的患者吓了一跳。只见他四十多岁，本是正当壮年，但却头发凌乱，胡子拉碴，面色晦黄而青，眼光呆滞，整个人软软地摊在病床上，房间里弥漫着一种怪怪的甜中带臭的气味。

住院医生汇报说这个患者既往是一个乙肝病毒携带者，2 周前劳累后突然晕厥，送往医院后被诊断为"急性重型肝炎"，在急诊经过保肝、抗肝昏迷等治疗后，病情好转，现因黄疸持续不退由急诊请求转入中医病房治疗。

"我国是一个肝病大国，而黄疸是肝病过程中常见的症状，也是影响患者预后的重要指标。现代医学根据病因将肝病黄疸分为梗阻性和肝细胞性两大类。对于大胆管梗阻造成的黄疸，西医经过内镜下解除梗阻或者经皮穿刺引流能够迅速收效，但对于小胆管受损引起的胆汁淤积性黄疸，以及肝细胞坏死引起的肝细胞性黄疸，效果却是往往不如中医的。因此在退黄方面，中医还是有着非常大优势的。"郭教授充满自信地说。

"近几年，我经常被请到感染科去会诊，十个病人中有八九个都是请我过去帮助退黄的，于是我就和他们戏说我快成你们感染科的'扫黄专家'了。"郭教授的幽默逗得大家逗乐了起来。

"患者目前转氨酶都降至 5 倍正常值以内，神志也清楚。但是食欲差、厌油腻，下午仍有点低热。虽然几天前加用了熊去氧胆酸，但目前总胆红素基本没有变化，还在 175～200mmol/L 之间。"住院医生继续汇报。

"中医学对黄疸的认识和现代医学有所不同，主要借助阴阳学说，从症状的角度来认识。比如我们把身目黄染颜色鲜明如橘的黄疸称为'阳黄'，颜色晦黯如烟熏的黄疸称为'阴黄'。"郭教授突然顿了顿，问道："大家说说看，这个患者是阳黄还是阴黄？"

"阳黄！""阴黄！"回答明显分成了截然不同的两派。

郭教授乐了："席建中！你先来说说看。"

"很简单，我认为患者面色晦黄，像烟熏一样，应该属于阴黄。"

"仲小依！你呢？"

"我结合病史分析，患者在短时间内黄疸迅速出现，且病情严重，应该像课本中描述的'急黄候'。按理说急黄候应该是阳黄，但患者从症状上看起来，的确像是个阴黄……"小仲的声音越来越低，后面几乎变成了自言自语。

"李主任，你来给他们解释一下吧。"郭教授仍然不急不慢。

"其实，临床上大多数慢性肝病患者，在经历一个较长的病史之后，都会出现一种特有的慢肝面容——也就是一种青晦的面色。如果在此基础上再发生黄疸，那么黄疸不可能鲜明如橘色，肯定都是晦黄色的。这就像黄色与灰黑色的颜料混合，出来的颜色肯定不鲜明。 所以，对于慢肝患者并发黄疸要判断属阴黄还是阳黄，往往还要借助其他症状进行综合分析。"

"患者午后低热，舌质黯红，舌苔白厚腻，中间焦黄，应该肯定是阳黄。 病机为湿热熏蒸肝胆，胆汁不循常道外溢肌肤。"小仲现在一下子自信多了，指着患者伸出的舌头说。

"病人现在大便也非常困难，两天左右才解一次，还经常主诉腹胀。"住院医生补充道。

"那就应该属于阳明病？"小席看着郭教授。

"基本正确！ 《伤寒论》第180条说'**阳明之为病，胃家实是也。**'大便不下是胃家实的主要表现之一。 不过这个患者的大便难是湿热蕴结引起的，所以应该属于阳明病的变证。"

"**阳明病，发热汗出，此为热越，不能发黄也。 但头汗出，身无汗，剂颈而还，小便不利，渴饮水浆者，此为瘀热在里，身必发黄，茵陈蒿汤主之（236）。** 第260条进一步指出：**伤寒七八日，身黄如橘子色，小便不利，腹微满者，茵陈蒿汤主之。** 这个患者应该是个湿热蕴结的茵陈蒿汤证。"

郭教授赞许地笑了："小仲医生分析得非常准确，这个病人的确是一个较为典型的茵陈蒿汤证。 只不过对于患者黄疸的病机，我这里还有一点补充——就是其中还蕴含了'毒'和'瘀'两个基本的病理因素。"

"为什么这么说呢？ 患者时有发热，咽喉不利，面部夹有黯红的痤疮，这些都是毒邪结聚的症状；面色晦黯，齿龈渗血，肝掌，皮肤红血管痣、蜘蛛痣，这些都是瘀血内结或瘀血化热的表现。"

看着大家有些愕然的眼神，郭教授继续说："如果刚才你们没有注意到这些，其实结合患者的一些临床检验检查结果，也可以帮助我们进行'微观'辨证。 比如患者表面抗原阳性，乙肝病毒在复制，这是毒邪啊；还有血清中球蛋白很高，西医认为免疫反应有关，但另一方面也提示我们患者体内有毒邪才会激发免疫反应。另外，患者总胆红素高，而且尤其以直接胆红素增高明显，西医认为与胆汁淤积有关，中医认为系体内气血郁滞，胆汁排泄不畅；其肝脏萎缩、脾脏肿大，也都属于中医癥积，符合瘀血的表现。"

"原来化验检查也可以用来指导中医辨证！"席建中感到非常兴奋。

"是啊，中医讲究见微知著！ 临床检验检查有时可以给我们提供来自患者的比传统四诊更微小、更准确的变化，难道我们要视而不见吗？ 什么是中医？ 并不是说靠'三个指头、一个枕头'看病的才是中医，而关注化验、检查结果的就是西医。 中西医最大的差别在于理论，也就是'道'，而临床四诊也好，化验检查也罢，都属于'术'。 只要我们临床运用中医的思维考虑问题，重视辨证论治，那不管是依据患者的症状体征，还是检验检查来指导临床，你都是一个中医。 而在中医理论指导下，通过不断的临床辨析，反复揣摩，我们就可以把所有医学手段为我所用，用来指导自己的实践，这才是中医主要的现代化途径！"郭教授环视了一周，继续说："现在你们许多研究生，进行的中医科研都是基于老师的临床经验，通过动物或细胞实验来验证，非要在临床有效的基础上再来个'小白鼠点头'，顺便探讨一些所谓的作用机理，这不应该作为中医现代化的主流方向。"

郭教授的一席话，让许多从事实验研究的研究生都不禁有些脸色发红。

"当然我不是批评你们。"郭教授话锋一转："有效方药要开发成新药，也是需要以动物实验为基础的。 你们当中以后大多数人还是想做医生，我希望大家在读书阶段，还是要在完成导师布置的课题任务的同时，把更多精力放到临床上来。 你们研究生作为中医药的高级人才，许多人硕士、博士毕业后却不会看病，这不能不让我们这些老家伙堪忧啊！"

　　"好了，我们来给患者开方：茵陈蒿 60g（先煎），生栀子 15g，制大黄 15g，赤芍 60g，板蓝根 15g，垂盆草 30g，……"

小中医成长记

——听故事 学伤寒

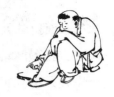

第二十六回

赤小豆解毒疗肾病，讲病理相互参照用

今天查房的最后一个患者是一个帅气的 20 岁出头的小伙子，有一米八九左右，体格偏胖但很匀称，五官棱角分明，梳着油亮的大背头，满脸仔细修剪过的络腮胡，显示出几分与年龄不相称的成熟。

"这个病人是一个外地患者，男，21 岁。一月前感冒后出现乏力，后来发现肢体、眼睑浮肿和体重增加，就在当地医院就诊。检验发现蛋白尿（＋＋＋＋）和血清白蛋白降低（22g/L），诊为肾病综合征。为求进一步诊治入住我院肾内科，患者在肾内科患者做了肾脏穿刺，提示局灶节段性肾小球硬化，便开始运用激素冲击治疗。现在患者尿中白蛋白减为（＋），但浮肿仍然比较明显，所以昨日转入我科拟进行中医调理。"住院医生汇报病史。

仲小依注意到患者眼睑凸起而透亮，果真像《金匮要略》中描述的那样"目下有卧蚕"。再看看他的两只脚踝，也是粗大明亮，用手一按，就是一个深坑，典型的"按之没指"。

"《金匮要略·水气病脉证并治》指出：**寸口脉沉滑者，中有水气，面目肿大有热，名曰风水。** 视人之目窠上微肿，如蚕新卧起状，其颈脉动，时时咳，按其手足上，陷而不起者，风水。 这个病人是水气病中的'风水'。"

"那风水与皮水的区别是什么？"郭教授问道。

"**风水，其脉自浮，外证骨节疼痛，恶风；皮水，其脉亦浮，外证胕肿，按之没指，不恶风，其腹如鼓，不渴，当发其汗。** 两者区别主要是怕不怕风，也就是伴有或者不伴有外感症状。"说到这里，仲小依也突然发现到自己的诊断与背诵的两段条文存在矛盾之处，思考了一下，更正道："这个患者目前没有外感症状，应该属于皮水。"

"虽然外感没有了，可这个患者自发病以来喉咙却一直不舒服，说晨起有些隐痛。 查体见咽部充血，扁桃体略大。"住院医生补充道。

郭教授笑了："很好！ 这个患者属于中医的水气病，因为没有寒热之症，又以肌肤水肿为主，进一步辨析为皮水。 大家说说该怎么处理？"

"患者发病始于外感，且有眼睑浮肿，应该属于阳水。 《金匮》中说：**诸有水者，腰以下肿，当利小便；腰以上肿，当发汗乃愈。** 应该发汗利水。"

"**皮水为病，四肢肿，水气在皮肤中，四肢聂聂动者，防己茯苓汤主之。**"

"可防己茯苓汤中缺少发汗药物，似乎不太适合。"大家叽叽喳喳地讨论起来，好不热闹。

"我觉得还是要辨证论治。 不能够去死套条文。"这时，西医出身的席建中反而非常清醒。

"那你来试着分析一下病因病机。"郭教授鼓励道。

"患者外感之后风邪袭肺，引起肺通调水道的功能失职，而肺又主皮毛，最终导致水饮泛溢肌肤而发病。"

"非常好！"郭教授称赞道："现在席建中同学已经可以抛开现代医学知识的影响，完全用中医理论来思考问题。如果你借鉴现代医学从肾脏出发来考虑问题，那就谬之千里了。"

"既然水邪泛溢肌肤为肿，那该就应该发汗利水为主，像《金匮要略》中有越婢加术汤、麻杏苡甘汤等都是发汗利水的方子。"仲小依说道。

"病人自发病来都有咽喉不适，今晨还说喉咙有些痛。"住院医生提醒道。

郭教授转过头期待地看看小仲。仲小依挠着头，有些不好意思地摇了摇头。

"麻黄连轺赤小豆汤如何？"

"啊，那不是一个黄疸兼表证的方子吗？"席建中悄悄问小仲。

"是的，在《伤寒论》中，麻黄连轺赤小豆汤汤见于第262条："**伤寒瘀热在里，身必黄。麻黄连轺赤小豆汤主之**。原方用于黄疸夹有表证的治疗。方中麻黄解表散寒，宣散水气，乃肺经之专药；连翘能疏风清热解毒，能"散诸经血结气聚"，杏仁肃肺助麻黄宣肃肺气以行水；赤小豆走血分通经络，行津液而利膀胱，桑白皮清热利水，生姜、大枣调和营卫；甘草调和诸药。全方配伍，共奏宣肺解表，清热利湿，解毒利水之功。所以凡水、湿、瘀、毒结聚于肌肤，或内陷涉及脏腑，此方外疏内清、宣上渗下、调畅气血，皆能应对。所以广泛用于黄疸初起、疮疡初起、各种肾炎初起兼有表证者，或许多湿热为患的皮肤疾患。"

"郭教授，我注意到您刚才特地提到麻黄连轺赤小豆汤可以应对'瘀'这个病因，这与肾病综合征有关吗？"仲小依不肯放过自己弄不懂的任何问题。

"哈哈！ 你倒是听得非常仔细。 刚才我们提到了微观辨证的问题。 其实对这个患者，他既然病理穿刺结果为局灶节段性肾小球硬化，那就和血管硬化类似，存在瘀血的病机。 事实上，对于这类患者血液也往往存在一定高凝状态，现代医学也非常重视使用潘生丁等抗血小板聚集的药物。"

"郭教授真厉害，连现代医学的治疗方案也非常清楚。"席建中心中对这位头发花白的老教授越发敬佩。

"当然，麻黄连轺赤小豆汤治疗肾病综合征，其活血的药物还是略显不足，临床我们往往还会加入益母草、泽兰、川牛膝等活血利水的药物。"

……

查完房，仲小依和席建中一边去饭堂，一边还在热烈讨论查房的内容，约定下次查房一定还要一起参加。

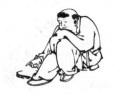

第二十七回

小柴胡解肌退寒热，席建中牛刀初小试

"小仲，起床了！我们不是说要今天上午要去观摩手术吗？"席建中洗漱回来，看到一向勤快的仲小依还躺在床上。

"我昨晚洗凉水澡可能感冒了，现在全身酸软，一动都不想动。"仲小依迷迷糊糊，有气无力地回答。

"额头这么烫，你发烧了！"

"我感觉自己一会儿像躺在火山上，咽干口燥，胸中灼热；一会又似掉进了冰窟，背上寒冷如冰，手足厥冷，真是冰火两重天啊！"

"那我也不去手术室了！先去买早饭，我们吃点东西垫垫肚子，然后我带你去看病。"席建中说完就跑去食堂了。一会儿，端着稀饭、馒头、鸡蛋等早点就回来了。

仲小依坐在床边，喝了几口稀饭，却放下了饭盆，捂着嘴巴，一副难受要吐的样子。

"怎么？要吐吗？我给你拿个脸盆。"席建中关切地问。

"不用，就是恶心。你先吃，我再躺会儿。"说完仲小依就又躺下了，一床被子把自己捂得严严的。

席建中吃完，走过来轻轻地拍拍小仲："我现在侍奉您老更衣，然后我们摆驾门诊去看病。"

"我一点都不想动！"面对席建中的诙谐，仲小依却几乎没有回应，"算了！今天郭教授不在医院，去了急诊肯定就是抽血、拍片转一圈，病还没看，人已经被折腾得半死半生了！"

"那你给自己开个方子，我帮你去药房抓药、煮上。"

"医不自治啊！你懂不懂？"仲小依叹了口气。

"小席，要不你帮我开个方子，我看你这些日子跟郭教授出诊，进步飞速，也不比我们学了四五年中医的同学差多少？"

"不行不行！我可不能拿你做我的实验品。"虽然心里有些痒痒的，席建中还是抑制住了内心的冲动。

"看在我们室友一场，你在我病后端茶倒水，悉心照料，我就甘愿给你做一次小白鼠。"仲小依鼓励道，"当然，我会参考你的意见一起来核定处方。"

"有你自己把关，那我就试试了？"席建中跃跃欲试。

"虽然你感冒初起，按理应该属于太阳病，可是我看你发热、怕冷交替发作，而且恶心干呕，更像是少阳病。你说呢？"席建中小心地问。

"看不出来，你还真有两下子。我刚才还在想自己这感冒应该是属于太阳病的哪个类型呢？没想到你没有拘泥'六经传变'的套路，直接去分析症状，抓取主症，直指病机，反而是我这个学中医的陷入套子里面了！"仲小依由衷地赞叹。

这下席建中反而有点脸红："我哪能和你相比，这都是瞎蒙的。"虽然嘴上谦虚，但心里还是对自己的见解感到满意。

"我来拟个方子，你来修改。"

"柴胡 9g，黄芩 9g，制半夏 9g，党参 15g，大枣 15g，炙甘草 6g。煮药时我们再加几片生姜。"席建中对于六经主方记得非常清楚，很流利地把处方写了出来。

"方子药物很准确，可药物用量还有调整的空间。"仲小依顿了一下，"当然，这是我作为一名中医学生的天然优势。在《伤寒论》中，柴胡用的是半斤，黄芩是 3 两，二者的比例是 8∶3，这是我们学习《方剂学》这门课时老师特别强调的，这样的比例才有助于更好地发挥和解少阳的目的。而且，对于柴胡这个药，用量不同，其作用是截然不同的。譬如少量用，也就是 3~6g，它主要发挥升阳举陷的作用，如补中益气汤；中等剂量用，也就是 9~12g，它主要发挥疏肝解郁的作用，如逍遥散；大剂量用，也就是用到 15g 以上，它主要发挥解肌退热的作用。我现在感冒发烧，需要退热，所以柴胡应该用较大的剂量。"

"那《伤寒论》中的 1 两，大概相当于我们今天多少克呢？古代今天的用药剂量该如何换算？"席建中一下子认识到了剂量的关键性。

"这个问题还真有学者做过专门的研究。剂量问题是中医方子治病的核心，没有特定的'量'，便不能突破特定的'质'。明代迄今，医家根据'古之一两，约今之一钱'的臆断，使用经方仅原方的 1/10，并且袭至今，所以用经方却常做不到效如桴鼓。1981 年我国考古发现的汉代司农权，为我们解开了《伤寒论》经方剂量的面纱。按古今度量衡折算法，汉代 1 斤约为今天的 250g，按此推算，那《伤寒论》中 1 两应该相当于今天的 15.625g。考虑到仲景古方常用鲜药，古今人的体质差异等因素，我们今天用药也至少应该相当于仲景原方剂量的一半吧。否则剂量过轻，悬殊太大，用药或许不堪大任，就难以速效。"

"那我调整一下剂量，柴胡 60g，黄芩 24g，制半夏 15g，党参

24g，大枣15g，炙甘草24g。"

"其实，对于小柴胡汤，我们临床还是用得比古人保守，尤其是明清温病学派兴起，叶天士有'柴胡劫肝阴'之说，所以临床大概用原方1/4的量。 像柴胡一般用30g左右，黄芩用12g左右即可。"说到这里，仲小依突然又略有所悟，"我记得小柴胡汤中方后注有一条'若不渴、外有微热者，去人参，加桂枝三两，温覆微汗愈'，我现在既然有明显畏寒、发热，说明太阳证还在，如果按照这一指导进行方剂调整，太阳和少阳一起治疗，是不是更合乎我现在的病情？"

"嗯，应该是这样，我再加一个桂枝进去，然后就去抓药了！"

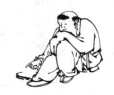

第二十八回

大柴胡利胆能救急，谈枢机升降出入析

喝了两剂小柴胡，仲小依彻底满血复活了，开始嘻嘻哈哈和席建中开起玩笑来："你是我的救命大恩人啊！今天晚上我买单，请你大餐一顿。"

"算了吧，还是改天吧！《黄帝内经》上不是也说'病热少愈，食肉则复，多食则遗，此其禁也'吗？小心大鱼大肉造成病情反复。反正我不急，先给你把这顿饭挂在账上。"席建中其实心里更为自己第一次运用中医的效果而感到欣喜。联想到目前临床上治疗感冒，现代医学多是对症处理，依靠病人自身的抵抗力进行复原，一般都需要1周左右的时间，而不起眼的中药却可以在1～2天内让病人迅速向愈，真的是值得自己深入了解和学习！

一阵突然的敲门声之后，仲小依的同班同学曹为刚推门进来，有些急促地说："我们班小胖今早起来肚子痛得厉害，刚刚被送到急诊室去了，要不要一起去看看。"

"好！我们马上过去！"五年的同床之谊，感情可不是盖的，仲小依马上换起衣服来。

"小胖就是你班的胖子高大壮吧，我也认识他，一起去看看！"

三个人三步并作两步，一路小跑向急诊室奔去。

到了急诊室，三个人发现平素体格健壮的高大壮蜷缩在病床上，满脸痛苦的样子，周围已经围了一圈闻讯赶来的同学。

"怎么样？诊断明确了没有？"

"刚抽血、做过 B 超了，急性胆囊炎！医生说采取保守治疗，已经给开了抗生素。"一个同学回应道。

"惨了，小胖的嘴巴要被管紧了，昨天还在吃红烧肉，明天就只能嚼咸菜了！"

"你这是因祸得福啊！这是个减肥的好机会，接下来的 5 公里体能测试就有过关的希望了！"

"你们别只顾调侃，快点想想办法救救兄弟吧。"高大壮的脸上勉强挤出一丝微笑，"我这两月在心内科轮转，刚获得主任认可给排了值夜班，没想到马上就挂了，这剧情也太狗血了。"

"有病治病，别想值班的事！不过为了兄弟的健康，以后你买的红烧肉我们自觉替你解决。"还有同学在起哄。

"既然保守治疗，我建议你们可用点中药试试！"席建中建议。

"是啊是啊！我们都是学中医的，要充分发挥祖国医学的优势。小仲，你的中医水平最高，你来主持大局。"同学们力推仲小依。

"一般的感冒发烧我倒可以试试，可高大壮这个是急腹症，来不得马虎。我还是去郭教授家里，把他老人家请过来给大壮看看。"关键时候，小仲显示了少有的沉稳冷静。

不一会儿，仲小依就把郭教授从离医院不远的家里请了过来。

郭教授来到病床前，和蔼地看着学生："怎么了？"

"我一直身体不错，但最近在心内科轮转，工作任务相对较重，所以自觉有些劳累。 昨天一个外地高中同学来上海，请他一起吃了顿饭。 可能有些油腻，饭后就觉得有些腹胀，胃里也有点不舒服，所以就早早睡了。 但今早凌晨就开始上腹胀痛，并伴有恶心、口干、右胁胀、背发冷发胀。 刚才检查了血和 B 超，说我这是急性胆囊炎。"

"你这脉弦滑有力，弦主气滞，滑主湿浊，有力属实。 舌苔也有些厚腻，提示湿浊内蕴，你这是少阳郁滞，湿浊内蕴，胆胃不和。 是个典型的少阳与阳明合病。"郭教授验舌辨脉，结合症状，迅速做出了判断。

看着学生们一副副惊讶的样子，郭教授继续补充："少阳依附于胆和三焦，主司人体的枢机，也就是气的升降出入。 各种病理因素影响到胆和三焦，就会引起少阳的转枢不利，出现气机升降出入的失调。 在外感病过程中，往往是以表里气机失和为主，所以表现为寒热往来，口苦咽干，头晕目眩，也就是少阳病的提纲证。但在内科杂病中，少阳枢机不利则往往以上下气机失和为主，表现为脘腹胀满，胁肋攻冲作痛，不欲饮食，呕吐便难等。 当然人体气机的升降出入，生理上相互协调，病理上相互影响，所以外感过程中也可以伴见气机升降的失常，而杂病过程中也可以有表里气机的失和。 就这位同学而言，他前面工作比较紧张，胆气就会比较过亢，再加之油腻饮食，致胆气郁滞、湿浊内蕴，出现少阳枢机不利。"

"郭教授！ 大柴胡汤主治少阳与阳明合病，那么其主治证候应该是少阳病证再加上大便难等阳明主证，但仲景在《伤寒论》165 条中却说**'伤寒发热，汗出不解，心中痞硬，呕吐而下利者，大柴胡汤主之'**。 这个下利和胃家实该如何理解啊？ 而且，您刚才也提到说当上下枢机不利的时候，患者会出现大便困难。"有细心的同学插话道。

"这个问得非常好！有的老师在讲授时候，可能也觉得书上的'下利'不好解释，于是便对照阳明病篇，望文生义地把'下利'解释为'热结旁流'，以迎合阳明病胃家实的主证，这其实是临床经验不足所致。临床上，典型阳明病的形成是有一个过程的，就是需要一个热盛燥化的过程。如果患者素体湿盛，可能最初的表现是大便不成形，但便下不爽，次数增多，出现类似下利的表现。但随着热势增高、燥化加重，大便就开始变得干结，随之次数减少，最后出现典型阳明病胃家实的表现——便干难出。"

郭教授看了看学生们，又道："对于大柴胡汤下利患者，仲景仅使用2两大黄，为承气汤的1/2，就说明用大黄意在泄热，而非攻下。当然，如果患者燥屎已成，便可放胆用至4两，并加芒硝，以增强攻下效果。"

"噢！"许多同学的心里都有一种释疑后的欣快感，随之便是对中医药老专家的无限敬仰。

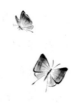

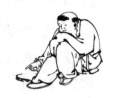

第二十九回

柴桂姜善于疗慢肝，释肝病治脾当为先

今天又是周四，照例是郭教授出门诊的日子。 仲小依和席建中这两个小弟子，也在这一段时间对中医经典学习由兴趣到痴迷，一边去门诊的路上，两人还在一边翻看着手中的《伤寒论》，完全忽略了路上来来往往的人群。

今天第一位病人四十多岁，身体高而瘦削，坐到椅子上便像一根麻秆折了两下立在那里。 他面色发黑，透着一丝青晦的颜色，腮部因为瘦而肌肉内陷，颧骨便高耸地显露出来，让人打上眼去就觉得一副病怏怏的样子。

"你这个是典型的慢肝面容，你应该是肝不好吧？"郭教授同时也示意两个弟子仔细观察患者的面容，以后再见到此类患者就做到会心中有数。

"是的。 我妈妈有乙肝，所以我上学开始就知道自己是个乙肝携带者。 但是多年来体检结果显示肝功能都正常，乙肝病毒的拷贝数也不高，医生不建议我用药。 但随着年龄增长，自己也发现精神似乎开始不济，容易疲劳，而且胃口有时也不好，尤其是近几年发现面色开始发黑，有时候查查乙肝病毒会有少量复制，所以就开始找中医调理。但我在我们当地医生那里看了将近一年，症状虽时有好转，却都效果不能持久，有时吃了药以后反而拉肚子。所以，我这次专门到上海的大医院来看看。"

"你的方子金钱草、垂盆草、叶下珠、虎杖等清热利湿解毒药用得太多了，苦寒败胃啊！"仲小依翻看着患者既往的病历。

"对于乙肝携带者，只要病毒不复制，转氨酶不高，现代医学的确没有什么好办法，也认为不需要干预，临床使用抗病毒药是需要有严格指征的。"席建中对慢性乙肝的现代医学诊疗程序非常了解。

"所以，我们中医是以人为本的医学，而不是治'病'的医学。"郭教授呵呵地笑了，"只要患者有不适主诉，这就是'证候'，就表明机体已经出现了紊乱，就需要司外揣内，'谨守病机，各司其属，有者求之，无者求之，盛者责之，虚者责之，必先五胜，疏其血气，令其调达，而致和平'，恢复他机体的平衡状态。"

"遗憾的是，在现代医学的冲击下，我们许多中医人丧失了自身的中医思维，转而用现代医学的诊疗模式取代辨证论治。所以不仅没能纠正患者的失衡状态，而且还因为用药不当造成医源性伤害。譬如这个人，如果套用现代医学的思维，就会过度关注他体内乙肝病毒的存在，在诊疗过程中就会不由自主地去根据现代中药药理选择那些具有抗病毒作用的清热解毒中药，其结果便是小仲刚才说的'苦寒败胃'。药不中病，反而损伤脾胃，影响吸收，使机体消瘦，免疫力下降，主诉反而更多。所以，对于你们年轻一代的中医，具备良好的现代医学素养固然非常重要的，但在学习过程中一定要注意中医思维的养成，而决不能以西代中，以仪器检查结果代替中医思维。"

"患者有消瘦、乏力、大便稀溏，都应该是脾胃虚弱的表现。所以他的病位在'脾'，而不能纠结在现代医学的'肝'上。"仲小依分析道。

"的确如此！中医学的脏腑与现代医学的脏器不能等同，但二者既有区别也有联系。如中、西医的肝在解剖形态上并无二致，而且两者都对循环血量有着重要的调控作用，但一谈到功能，中医一句'肝居于左'，就体现了与现代医学很大的不同，反映了肝主升、主动、主疏泄的五行医学特点。不仅如此，中医的肝还和其他四脏一样，与人的情志活动密切相关，像肝主谋虑，暴怒伤肝等，这都与现代医学有着明显的不同。"郭教授说道。

"另外，我并不反对借鉴现代中医药理的研究成果来选择和使用中药。中医药学的发展，除了理论的创新，再就是历代新的药物的进展，也在实在地提高着其临床疗效。如唐代香料药的泊入，才有了后来安宫牛黄丸等的创制，为临床提供了有效的中医急救药物。"郭教授停顿了一下："而且，传统上中药的发现、功效总结依赖民间的总结，可是在现在西医学迅猛发展的条件下，民间草药的使用和发现不仅没有了发展的空间，而且还在严重萎缩，所以中药药理学的发展，可以为我们从另一个角度来发现新的临床药物、药物的新功用提供重要的参考。但是，我们在借鉴中医药理的成果时，还是要基于中医的基本理论。譬如能够抗乙肝病毒的中药很多，不仅有苦寒解毒的叶下珠、虎杖、炒黄芩，还有补气的黄芪、党参，滋阴的墨旱莲、桑寄生等。我们在选择药物时就需要先切合中医理论，其次才是借鉴其药理作用。如果本末倒置，其结果就是得不偿失。比如这个病人，屡进苦寒，过用伤脾，足以令我们引以为戒了！"

"你现在除了刚才说的乏力、胃口不好、容易腹泻，还有别的不舒服吗？"席建中问。

"这已经够让我苦恼了，如果再有其他不舒服，我就要崩溃了！"

"你左手关脉弦而有力，这是肝脉见于脾位，是肝旺克脾的脉象，平常应该常有胃胀、腹胀；左手脉浮取见滑，为胆湿内郁，当有口干、口黏、口苦；沉取脉细兼弦，为肝阴不足，容易有腰酸、眼糊、失眠不实等表现。"仲小依一边摸脉，一边根据脉象推理分析患者的病机。

患者听着身边这个小医生的话，不仅惊愕地瞪大了眼睛："你年龄不大，本领不小！你怎么知道我还有这些不舒服，难道你会算命？"

"哈哈哈！我真的不会算命，这其实是你的脉象告诉我的。中医讲'有诸内，必形诸外'，望闻问切就是通过侦查人表现于外的表象来测知病人内在的病变。我刚才通过切脉获得你的病机，至于症状，只不过是根据病机做出的推测而已。如果你的症状和我说的基本相符，那说明我分析的病机基本是准确的。"仲小依笑着回答。

"小仲，真看不出你还有这么一手！"席建中钦佩地差点流口水了。

"其实，我的一位远房亲戚就是一位民间中医，我叫他伯父，他家里已经传了好几代了。从小我就喜欢围着他看他给乡里乡亲看病。每每看到他什么都不问，搭脉之后却能将患者的病况分析得头头是道，令人叹为观止。当我考入中医学院之后，就暗下决心要掌握这门高深的技艺，因此平时里对中医的脉诊特别留意，起初看了许多关于脉诊理论的书籍，后来却是越看越迷糊，无所适从。回乡后向伯父请教，他却是呵呵一笑，说我是书呆子，最后丢给我一句话'纸上得来终觉浅，绝知此事要躬行'。并告诉我不要去纠结各种复杂脉象的形态，而重点应该关注用中医理论来分析脉象背后的病机。所以，从大学二年级开始我就利用课余时间到大学门口的中医门诊部跟随老中医诊脉，暑假也放弃游玩，转而待在伯父的诊室里细心体会脉象。几年下来，不知不觉可以做到从脉象上来推求病机了，而这对看病也的确是大有帮助。不仅可以提高看病的速度，而且通过脉证互参，还能够有效提高中医辨证的准确度。"

"原来如此！我还以为你会算命呢？"病人也乐呵呵地笑了。

"是啊！我们中医学生的临床实习，首先就要四诊水平过关。但现在中医院校的学生到门诊实习，都说是来跟老师'抄方'，态度倒是很好，每人准备一个小本子，见到老师开方就如获至宝，认认真真地抄在小本子上。这两年手机多了，许多人就索性直接拍照，忙得不亦乐乎。其实，中医辨证论治是一个严密的有机过程，辨证是处方的基础，如果不懂辨证，纵然手有秘方，你也是不会用。所以我对你们大多数同学的建议就是，实习要先学辨证，争取四诊技能过关，至于处方，能够学会使用课本上的常用方剂就可以了。另外，绝大多数老师其实根本就没有什么秘方，只有识病辨证，灵活应对，才是上工。如果只会固执一方，不知变通，那其实这样的医生看病水平也高不到哪里去，对这样的方子，其实不抄也罢。遗憾的是，你们当中的绝大多数人仍然还没有意识到这一点。为什么许多老师建议你们上临床后再通读《伤寒论》？其实就是要你们学习和体会其中灵活的辨证论治、选方遣药的思维。"郭教授有感而发。

"我来归纳一下，这个患者肝胆郁滞，脾胃虚弱，阴血不足，是否可以选择使用逍遥散加减治疗？"席建中主动总结辨治过程。

"非常好！"郭教授赞叹道，又转身对仲小依说："我考考你，如果我们使用经方，该选哪个方子比较合适？"

"患者口苦、咽干、目眩（视物模糊），当病在少阳；时有腹满、下利，又病涉太阴，处方应该以柴胡剂为主，但好像没有太合适的方剂啊？"仲小依有些迷茫。

郭教授笑了："有没有想过用柴胡桂枝干姜汤啊？"

"可这个方子是治疗少阳病兼有水饮的方子啊！"仲小依更迷惑了。

"的确如此，《伤寒论》第147条说'**伤寒五六日，已发汗而复下之，胸胁满微结，小便不利，渴而不呕，但头汗出，往来寒热，心烦者，此为未解也。 柴胡桂枝干姜汤主之。**'原方用于治疗少阳兼有水饮的证候。 但当代医家对该证多有发挥，如《伤寒论》研究大家刘渡舟教授在研究少阳病的过程中，提出少阳不仅是表里传变的枢机，更是三阳病传入三阴的枢机，所以少阳病涉里，既有燥热成实的大柴胡汤证、柴胡加芒硝汤证，也应该有兼里虚寒之证。 故刘老在其《伤寒论十四讲》中说：'用本方（柴胡桂枝干姜汤）和解少阳兼治脾寒，与大柴胡汤和解少阳兼治胃实相互发明，可见少阳为病影响脾胃时，需分寒热虚实不同而治之。'提出柴胡桂枝干姜汤的主治证候为'胆热脾寒'，作为少阳病的阴证机转。"

"原来如此！ 这个方子柴胡、黄芩并用和解少阳郁热，干姜、炙甘草温补脾阳，桂枝交通寒热阴阳，牡蛎滋阴潜阳，且能软坚散结，正好符合这个患者肝郁脾寒邪积的病机，的确是方证契合！"仲小依对老专家独到的见解折服不已。

"《金匮要略》上说：'见肝之病，知肝传脾，当先实脾'。

通过这个病例，我真切地体会到了。 要用好中医，首先必须掌握其理论，养成其思维，方能跳出'西医'外，人在'五行'中啊！"席建中也是有感而发。

师徒三人言罢，相视而笑。

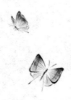

小中医成长记

——听故事 学伤寒

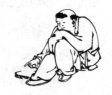

第三十回

焦虑症当用心药医，和枢机柴胡加龙牡

　　第二个病人是一位 40 多岁的女性，身材高挑，穿着时髦，妆容也化得非常精致，一看就是一位事业成功的白领。她是一位复诊病人，两年前因甲状腺乳头状癌做了根治手术，术后行同位素放疗，随访两年病情都很稳定，但患者仍然放不下自己的疾病，整天忧虑重重。尤其是近来的失眠越来越重，以至于要靠镇静催眠类的药物帮助才能入睡，并且剂量越来越大。她自己也对这类的药物带来的困倦、眩晕、记忆减退等副作用深深困扰，所以慕名来找郭教授治疗。因为这个患者比较特殊，所以仲小依还清楚地记得两周前这个患者第一次来门诊时的情景。

　　当时她一坐下，就一副痛苦异常的表情："郭教授，您是我最后的希望了！您一定要救救我，我感觉到自己快要不行了。"然后她就打开了话匣子，从自己的病情聊到工作，再从工作聊到生活，从疾病诊断治疗过程的每一个细节，到工作中同事关系的鸡毛蒜皮，以及生活中油盐酱醋的琐事，直听得两个小医生耳朵都快起茧子，心烦透顶了，数次想阻止她的絮叨，但看到郭教授一副全神贯注、洗耳恭听的样子，两个人却又只能忍着听下去。对于这样的奇葩病人，怎么会不印象深刻呢？

后来她又说道，最后连一向温柔听话的上海老公也有些受不了，建议她去看心理医生。医生诊断她有焦虑症，就开了一大堆抗焦虑的西药，可她自己看了那说明书上长长的副作用，却又不敢吃，所以最后决定看中医。她在网上搜索了好久，浏览了无数的中医专家，最后终于相中了郭教授，所以开篇才说郭教授就是她最后的救星了。

事后郭教授问两个小医生："知道我为什么不打断这个女病人的叙述吗？"

"您老医德高尚，定力十足呗！"席建中跟郭教授开玩笑。

"其实，她聊了几句以后我就明白她的病不在肿瘤，而在这里！"郭教授指了指自己的头，继续说："俗话说'心病还要心来医'，对于这种心理疾患，取得患者信任是第一位的。否则即便你药开得再对症、疗效再好，她不信不吃，那也是疗效全无。所以，我之所以认真倾听，就是让她觉得我就是她要找的那个医生、就是她能够信赖的人。你们西医不是也常说'安慰剂也有15%的疗效'吗？所以我还没用药，已经取得15%的疗效了！"

女病人说她现在最大的痛苦就是入睡困难，而且几乎是彻夜难眠，即便服了安眠药，也常常就只能管两个多小时，半夜里醒来数绵羊数到天亮，精神都要崩溃了。

郭教授根据她头昏、咽干、口苦等主证，认为虽然患者为情志心理疾患，但其病在少阳。分析其病机为：胆郁痰扰。中医认为，胆主决断。患者得病之后，关注病情，患得患失，虑而不决，致少阳胆火内郁。枢机不利，则身重疲乏、精神萎靡、数欠叹息；相火扰神则发为失眠、焦虑、心神不宁。患者精神不振又加重心理疾患，两种病理因素互为因果，形成恶性循环。 其治首先在于心理疏导，化解其忧虑，郭教授一再强调患者的甲状腺癌已经治愈，失眠作为一种功能性的心理疾患，其实是很好治疗的。只要按时服药、遵从医嘱，一定可以短时间内治愈。 诸般安慰之后，女患者的脸色由焦虑转为欣喜。

然后，郭教授根据《伤寒论》第 107 条：**"伤寒八九日，下之，胸满烦惊，小便不利，谵语，一身尽重，不可转侧者，柴胡加龙骨牡蛎汤主之。"**处方以柴胡加龙骨牡蛎汤原方，再加黄连清彻心火，石菖蒲、远志交通心肾。 并嘱患者中药一定要自己煎煮，不可代煎。 煮药前切五片生姜，每片两厘米厚，和田大枣六个，煮前掰成两半，而且药要用矿泉水浸泡，药煎两遍，每次半小碗，早晨饭后半小时、晚上睡前半小时趁热服用，服药后 1 小时内不可言语。

当时，两个小医生都是非常地奇怪：虽然郭教授一向重视药物煎煮、饮食调护等，但从来没有见到他给患者下这么详细、复杂而离奇的医嘱。 等病人走后，郭教授才道出其中的原委：心理疾患的病人，中医一定不要认为靠中药就能够覆杯而愈，这些病人只有把内心的纠结、忐忑、焦虑真正放下，才能彻底治愈。 之所以给她如此复杂的医嘱，就是针对她衣食无忧、家务不做、胡思乱想的生活现状，一是培养其仪式感，增强其对药物、对医生的信任，这其实是一种暗示疗法；一是改变其四体不勤、饭来张口的生活习惯，通过煮药、服药等程序进行行为干预，让其移情易志，逐渐放下心底的顾虑。

通过这个病例，两个小医生也认识到要做一名优秀的医生不仅要医术过硬，还要体察人情、心理，进行针对性的社会、生活干预，真是要学习的东西还很多啊，怪不得古人说：上医医国，中医医人，下医才医病。

等患者坐下，仲小依和席建中发现女患者与两周前第一次就诊果真有了很大的变化。 首先就是紧皱的眉头舒展开了，而且脸上还泛着一丝笑容，最重要的是，她这次变得很安静，没有了上一次一坐下就喋喋不休的唠叨。

"郭教授，我服了你的药果然就口不苦了，睡眠也改善了不少，虽然入睡还有些慢，但我现在每晚不服药就可以睡三四个小时，我已经感到非常欣慰了。"

"那就好，不过你的脉象还是比较弦，应该情绪还是有些急躁。 这次除了按时服药，你还要再调整生活、工作的节奏，让自己的生活方式慢下来。"郭教授一边搭脉，一边回应。

"我现在已经不上班了，在家里就是一个闲人，应该生活节奏不快啊？"

"那你吃饭快不快？"郭教授追问。

"这倒是有些快，不过已经习惯了。 原来上班的时候业务很多，有时中午连吃饭的时间都没有，所以就不知不觉养成了这吃饭快的坏毛病。"

"那就从吃饭做起，告诉自己每餐必须要用20分钟吃完，而且一定要细嚼慢咽。 如果开始的时候做不到，就惩罚自己坐在餐桌前不能起身，务必等到时间结束才能再做其他事情。"

患者拿到郭教授改好的处方，问道："这次中药的煎煮还是一定要自己来吗？ 我觉得自己烧真是有点太麻烦了。"

"当然！ 你的药和别人的不一样，必须要自己来，否则疗效会受到影响。"仲小依抢着替郭教授回答，师徒三人六目对视，彼此心照不宣。

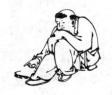

第三十一回

肝脾不调胁腹满闷，桂枝芍药奏效如神

第三位患者是一位瘦瘦的中年女性，面色清瘦而泛黄，进门后平静地扫视四周，然后规矩地坐在座位上。

"您哪里不舒服？"仲小依开始采集病史。

"我的消化功能不好有 20 多年了。"患者打开了话匣子："我这个人不知为什么，胃口正常，可就是吃了饭就不舒服。 刚开始几年主要是吃了油腻、酸甜、生冷的东西才发作。 近年来就变得越来越重，有时即便是粗茶淡饭，即便是多吃一口，也会胃肠难受半天。 这些年我也是中医西医都看遍了，西医刚开始给我吃吗丁啉和制酸药，曾经管用过一段时间。 后来又换成得舒特，但效果只维持了几周就没有效果了。 然后我就开始看中医，有个中医曾让我长期吃香砂养胃丸和胆宁片，效果非常好，我一直吃了很长时间，接下来几年都没有再发。 但是后来因为饮食不慎又旧病复发，但再吃原来的药物就效果不佳了。 这几年我是遍访当地的名医，中药也是吃了有几麻袋了吧，但就是不能除根，甚至有时吃了医生开的中药后不仅症状不减，反而出现腹泻、纳差等不良反应，最后只好停药。"

"这几年我主要通过严格的忌口来控制病情，比如中午我们在单位食堂吃饭，食堂的饭菜比较油，我荤菜从来不碰，就是素菜也要用清水涮一下再吃，在同事眼中我几乎成了一个怪人。在家里的饭菜我也是放油很少，亲戚朋友红白喜事的宴席，我是从来不敢去吃的，搞得我和朋友亲戚的关系都有些疏远了。"

"那你现在主要是哪里不舒服？胃胀还是胃痛？"仲小依及时打断患者的叙述，把交流重点引回到病情上来。

"其实我的胃并没有明显不舒服，说起来很奇怪，每次一吃饭，尤其是吃了油一点或者难消化的东西，右侧腹部就开始胀。"患者指了指自己脐部偏右的腹部，继续说："这种胀有时要持续一个多小时才能缓解，有时让我坐立不安，非常难受。"

"你这个部位是阑尾和结肠的位置，有没有做过阑尾 B 超？或者拍过腹部的平片、CT？"席建中问道。

"当然都做过了，除了胃镜提示我有点胆汁反流性胃炎，B 超和 X 光片提示有肠道积气外并没有其他异常。"患者回答。

"你这个部位比较靠下，你没有胃下垂，应该和胃没有太大关系。另外，你平常大便怎么样？会不会经常腹泻？或者便秘？"席建中继续追问。

"都没有，我的大便还是比较正常的，每天早晨一次，除了经常里面夹有一些没有完全消化干净的青菜等食物残渣。"

"患者没有严重的器质性病变，应该主要是胃肠功能的问题，而这也是我们中医的优势。那小仲先用中医分析一下这个病人的病机。"郭教授一边搭脉，一边示意患者伸出舌头。

仲小依看着患者淡白而有些胖大的舌象说："患者病位在右侧腹部，与饮食相关，脾主大腹，肝胆经又过腹侧，所以其病当与肝胆脾胃有关。 患者症状以胀为主，属气滞，食后益甚、面色偏黄、舌质淡胖为脾虚，无大便实、口渴知并不在阳明，无口苦、咽干、目眩、胁胀等主证又可排除少阳。 因此，病机总体上应该是肝脾不调，土虚木乘。"

"我记得《伤寒论》太阴病的提纲证是：'**太阴之为病，腹满而吐，食不下，自利益甚，时腹自痛，若下之，必胸下结硬（273）。**'这个患者腹满、食后发病与提纲证非常相符，可并没有下利啊。 我记得郭教授您讲《伤寒》的时候，说下利是三阴病的共有表现。"席建中问。

"这个问题非常好！ 下利虽然是三阴病的共有表现，但三者其实又有一些差别。 比较而言，太阴病的下利是脾的阳气虚弱，其下利是三阴病里比较轻的，可以表现为大便稀薄，也可以是大便时干时稀，甚至有的患者还可表现为便秘；少阴病是心肾的阳气衰弱，先天之本已亏，所以大便不仅稀薄，甚至溏稀如水、利下不止，患者还常表现为五更泄泻；厥阴病是少阴病的转归预后阶段，所以有截然不同的结局，一个是阳脱阴亦竭，寒多热少，下利不止而亡，一个是阳气来复，腹痛下利便脓血。"郭教授细心地给弟子解惑。

"为什么太阴病还会出现便秘？ 那和阳明病便秘该如何区别？"学西医的席建中非常善于发现问题，继续追问。

"只要仔细询问和观察，这个便秘和阳明病的便秘其实还是不难区别的。 我们知道便秘是指大便困难或费力、排出不畅、粪便干结、次数减少等。 阳明病的便秘主要是大肠燥化太过，表现为粪质干硬，便干难出；而太阴病的便秘则是因为寒湿困阻、气机不畅，表现为大便不干，但排出困难，或初头硬，后续烂。 这个患者大便正常，但应该有时还会有些黏腻，便出欠畅。"

"的确这样。"女患者接过话头："我以为自己大便每日一次便是正常，其实大便的确有时黏在马桶上难以冲掉的。"

"《伤寒论》第279条说：'**本太阳病，医反下之，因而腹满时痛者，属太阴也，桂枝加芍药汤主之。**' 这个病人应该可以用桂枝加芍药汤吧。"仲小依根据分析给出了自己的见解。

"正确。 但是桂枝加芍药汤重在调和肝脾、缓急止痛以救急，针对这个病人长期脾虚湿阻气滞的病机，我们临床还要根据她的情况增加一些炒白术、苍术、厚朴之类的健脾燥湿行气的药物以固其本。"郭教授喝了口茶，突然问道："其实《伤寒论》太阳病篇就有一个治疗脾虚湿阻气滞腹胀非常好的方子，也非常适合这个患者，你们还记得是哪个方子吗？"

"厚朴生姜半夏甘草人参汤！"仲小依和席建中异口同声地回答。

郭教授看着两个弟子在一天天进步，满意地笑了。

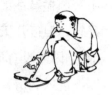

第三十二回

寒湿黄疸病在太阴，茵陈术附彰显根本

上午最后一个病人看完，仲小依和席建中正在进行扫尾工作，门诊护士探进头来："郭教授，感染科病房有个病人请您过去会诊一下。"

于是师生三人走出门诊，绕过停车场，来到位于医院东南角的感染科病房楼。这座小楼只有三层，呈圆形设计，一楼是门诊，二三楼作为病房。等他们走近，感染科的王主任已经等候在门口了。

"郭教授，我们有个慢性肝病伴有严重黄疸的患者，自己搞了半天也没解决问题，所以还需要您这个'扫黄专家'亲自出马啊。"王主任热情地伸出手来。

郭教授也不客气，跟着王主任沿着医生通道向楼上走去，一边走王主任一边介绍病情：患者是浙江人，既往有乙肝病史，两周前突然出现乏力、呕恶伴身目黄染，在当地诊为亚急性重症肝炎，于是入住我院感染科。入院后给予保肝、营养支持、糖皮质激素和中药茵栀黄注射液退黄治疗，一周后肝功能有所恢复，凝血功能等好转，但近几天患者胆红素又开始掉头向上，精神又开始出现萎靡。因为没有更好别的办法了，所以请郭教授来给予会诊。

进入病房，病床上躺着一位四十多岁的中年男性，他形体偏瘦，肢体蜷缩，面色深黄而青晦，双目懒睁。听到有人进来，虽然他努力睁开眼睛，但却目光呆滞，白睛泛黄。

住院医生捧着病历进来，站在床旁开始汇报病史，说病人入院时总胆红素 316mmol/L，经过激素冲击后一度降到 253mmol/L 左右，但三天前却出现腹胀、大便稀薄、小便量少，并且胆红素迅速上升至 321mmol/L，比入院时还高了一些。

席建中上前翻看患者的病历和化验单，补充说："患者每次的肝功能检查中直接胆红素都在总胆红素的 50% 以上，影像学检查提示患者胆道系统都是通畅的，结合患者 GTP、AKP 也都升高，患者应该是肝细胞性黄疸合并肝内胆汁淤积。当前，治疗肝细胞性黄疸为主的思美泰和治疗胆汁淤积性黄疸为主的优思弗都已经在使用了。"

仲小依上前搭患者的脉象，明显感到其皮肤阴湿而凉，除了脉搏微弱而细软的跳动，几乎没有生气，心中暗想：这个患者的预后堪忧啊——《内经》上说"阳气者，若天与日，失其所则折寿而不彰"。

患者在医生的提示下努力地张开嘴，只见其舌体胖大满口，上面罩着厚厚的白苔，黏腻如积粉，几乎看不到一丝舌质。仲小依只好蹲下身，从侧面来观察他的舌质，发现紫黯不鲜，齿痕之间还依稀分布着大小不一的瘀血点。

郭教授掀开患者的病号服，暴露出整个腹部，虽然患者身体清瘦，腹部却比较饱满，肤色也明显地染上了晦黄的颜色。将他的双腿屈曲，腹部叩诊呈明显的鼓音。

"虽然患者移动性浊音阴性，但 B 超显示其腹部和肝包膜下有腹水。"王主任补充道。

　　"现代医学将黄疸作为一个重要的临床症状，但在祖国医学中，黄疸却是一个独立的疾病。"郭教授结合这个病人，又开始给弟子传授中医药知识："早在《内经》中就已经对黄疸有诸多认识，尤其在《金匮要略》中，张仲景设立专篇对其进行辨治，根据黄疸病因将其进一步分为谷疸、酒疸、女劳疸等，创立了茵陈蒿汤、硝石矾石散等治疗黄疸疗效卓著的方剂，尤其是他提出的'瘀热以行，脾色必黄'的黄疸病机，对后世产生了深远的影响。至明代《卫生宝鉴》，开始将黄疸分为阳黄和阴黄进行辨治，为后世黄疸治疗树立了进一步的规范。"

　　"对于这个病人，应该属于黄疸中的'急黄候'吧。"思维敏捷的仲小依插话道。

　　"是的！急黄候是黄疸中一个独立的证候，它以发病急、进展快、病情重、预后差为特征，类似今天急性重症肝炎、急性肝功能衰竭并发的黄疸，临床以阳黄表现为主，且有明显热毒炽盛的特征。"郭教授说道。

　　"但这个患者似乎并不属于阳黄啊。黄疸晦黯，皮肤湿冷，舌紫不鲜，苔白，脉弱而缓。"仲小依思维还是飞快。

　　"这也就是患者为什么使用茵栀黄注射液疗效不佳的原因了。感染科的医生使用中成药是按照主治病症来选择，而中医使用中成药的原则是辨证论治。视角的不同，有时候疗效就会有差异。"

　　"那患者一开始用药有效又如何解释呢？"一直在边上沉默不语的席建中非常细心。

　　"呵呵，你来回答！"郭教授看着仲小依。

　　"患者刚开始可能的确是个阳黄为主的急黄。但是在治疗过程中因为使用大量茵栀黄等苦寒药物伤及了阳气，导致阳虚生寒，证候最终由阳转阴。"

郭教授满意地笑了："其实不光中药有寒热温凉之分，就是西药，也有寒热属性，像常用的治疗呼吸系统、泌尿系统炎症的头孢类抗生素，其主治病证有红肿热痛的特征，所以其性质多为寒凉；而治疗结核等的氨基苷类抗生素，其主治病证多以虚寒、腹泻等为特征，所以其性质多为辛热。结合临床，患者保肝的甘草酸苷、退黄的优思弗也都应该属于寒凉之药。另外，大部分西药进入人体都要经过液体稀释后滴注，我们中医里讲水湿之邪，这些经静脉进入机体的液体，都是性质属阴的水湿之邪啊，都会损伤机体的阳气。"

"如此说来，利尿剂是不是按中医来讲性质就是温热的啊？"席建中进一步追问。

"的确这样，你有没有注意到长期使用利尿剂的患者舌苔都会变少或者出现剥脱，患者主诉口干。现代医学说这是由于低钾等引起的水电解质紊乱，而在中医看来，这些症状就属于阴伤，也从侧面提示利尿剂的药性当属温热。"

"郭教授的看法总是那么高屋建瓴，按照您的意思，我是不是可以理解我们现在使用茵栀黄注射液给患者退黄就是药物用反了？"王主任也有兴致了，加入了讨论。

"一开始应该是没有错的，但随着患者病情和治疗的延续，其临床证候开始由热转寒，这时用药思路就要随之变化，也就是我们中医所谓的'有是证用是药'，如果意识不到这一点，药不对症，临床效果就会受到影响。"

"那我们可以用哪个药来替换？"

"临床上暂时还真没有用来治疗阴黄的中成药，需要使用汤剂来治疗。"郭教授沉吟道。

"《伤寒论》中也没有治疗阴黄的经方。仲景也只是在第259

条中指出了用药的基本原则：**伤寒发汗已，身目为黄，所以然者，以寒湿在里不解故也，以为不可下也，于寒湿中求之。"**

"清代程国彭在其《医学心悟》中记载了'茵陈术附汤'，该方由茵陈、白术、附子、干姜、炙甘草、肉桂 6 味药组成，用于治疗阴黄身冷，脉沉细，身如熏黄，小便自利者。我们可以借鉴尝试用于这个患者，考虑到这个患者热毒未尽、湿滞络瘀的病机，临床还应辅以赤芍、丹皮、拳参等凉血解毒，活血通络之品。"

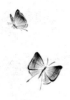

小中医成长记

——听故事 学伤寒

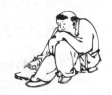

第三十三回

老年人感冒久不愈，麻附辛太少兼为治

　　在会诊返回宿舍的路上，席建中还在和仲小依探讨着西药药性的问题，这好像是突然给他这个西医学生打开了一扇认识药物的全新的窗子，所以令他既兴奋而又新奇。

　　两人只顾着说话，不注意一起撞到了对面一个人的身上。待两人回过神来，却发现对方正在对着他俩坏坏地笑着。

　　"干啥？王一松，你是故意的吧！"仲小依故作生气状。

　　"哪里哪里！我是专程来向你这个'神医'致谢的。你还记得前几天我带你去帮忙看一位养老院的老大爷吗？我今天去看他了！你猜怎么着？他吃了你的药，拖了好久的感冒居然痊愈了！现在能吃能动，又开始在院子里和老友们下棋了！他还专门托我一定要你致谢，并一直夸你是'小神医'呢。"

　　王一松的话反而让仲小依不好意思了。这也使他回想起四五天前的事情。

　　事情的原委是这样的——王一松是他俩卫管专业的同学，他所在的班与大学附近的一所养老院长期友好共建。 五天前的中午，王一松找到他，说养老院里一位老大爷感冒2周多了。 本来老大爷乐观开朗，更是王一松的棋友，每次一松去养老院，总要和大爷杀上几盘。 可老大爷自从感冒后却一下子像变了一个人，不仅精神萎靡，整天躺在床上，就是胃口也一下子一塌糊涂，护工都着急了。 前面养老院将大爷送到医院急诊留观了一周多，可貌似越治情况越重，想起平常仲小依常说中医治感冒那是独步天下，便想恳请仲小依去瞧一下。

老大爷住在养老院中一个向阳的房间里，中午的阳光通过宽大的玻璃窗照射进来，暖暖的阳光洒满一地，也照在老人清瘦白皙的脸上。 他眯着双眼，呼吸均匀，似乎是睡着了。 跟我们一起进来的护工悄悄地告诉我们，老人现在还没有吃午饭呢，最近几天，每天到傍晚的时候老人会有一点低热，可到了早晨却又恢复正常了。

尽管声音不大，但老人的眼睛慢慢睁开了，让我们意识到他并没有睡着。

王一松走上前去，亲热地打招呼："王大爷，您感觉好些了没有？"

"我这把老骨头……说不行就不行喽！ ……"老人咳了几声，眼睛又开始眯起来，似乎又要睡觉的样子。

仲小依将手搭在老人的腕上，明显感到一丝寒气从指尖传导过来。 老人的脉沉细而弱，要用力沉取，仔细辨别才能体会得到，与一般人感冒后的浮大脉象'举之有余、按之不足'完全不同。

现行《中医内科学》中将感冒分为风寒、风热、暑湿以及虚人外感几大类，虚人外感又有气虚、阳虚、阴虚、血虚的不同。 老大爷应该是属于后一类，可似乎气、血、阴、阳都不足啊，到底该如何入手呢？ 仲小依一边切脉，大脑也在飞速地运转。

看着老人似睁非睁、似闭非闭的眼睛，仲小依猛然想到——这不就是《伤寒论》中的'但欲寐'吗？

思绪一旦打开，既往的知识便如潮水般涌来：**少阴之为病，脉微细，但欲寐也（281）。 少阴病，饮食入口则吐，心中温温欲吐，复不能吐。 始得之，手足寒……（324）。 少阴病，始得之，反发热，脉沉者，麻黄细辛附子汤主之（301）。** 患者的脉证表现、饮食胃口、手足厥逆、间或发热，都和仲景描述的并无二致，仿佛一丝一毫都没有逃过医圣的眼睛啊。

仲小依掩住内心的兴奋，对王一松说："这个病人我应该有把握治好！"

"真的？你有几成把握？"王一松还是有些怀疑。

"我先给大爷开3副药，应该就会病愈大半。"仲小依自信地说，心里却窃喜：这个病人是典型的少阴外感，使用麻黄附子细辛汤，方证相应，自然有效。

回来的路上，仲小依还记得王一松追在屁股后面问："这个病人西医都没有好办法，为什么你却如此有把握？"

"其实你别看感冒是个小病，但有时却能要命。 每年冬季，欧美等国家都有大量老年人因为流感引起的感冒而丧命。 中医里面也有谚语：老怕伤寒少怕痨。 就是说老年人最怕感冒，年轻人最怕得结核，这两个都是不好治的病。"仲小依答非所问。

"那我们中国为什么没有报道有人会因为感冒而丧命？"

"其实不然，早在仲景所在的东汉末年，中国人也是畏惧感冒的，仲景在《伤寒论》序中就记载了：'余宗族素多，向余二百，建安纪元以来，犹未十稔，其死亡者三分有二，伤寒十居其七。'也就说明在古代中国人也是怕感冒的，之所以今天不怕了，这当然主要是我们中医药的贡献。"仲小依自豪之情溢于言表，"自仲景以降，伤寒学派不断发展壮大，金元发展起寒凉派，明清又衍生出温病学派，治疗外感病的水平越来越高，中国人在中医药的佑护下，通过遗传优化，基因里面都产生了强大的'抗体'！"

"你就吹吧！"王一松有些半信半疑，"你还没告诉我为什么对王大爷的病如此有信心呢？"

"其实我刚才发现王大爷这病和张仲景在《伤寒论》中记载的少阴外感几乎一模一样。中医讲究辨证论治、方证相应，既然主证相合，那这方子下去，肯定有效！因为这代表的是医圣的水平啊！"

"原来如此，那你岂不就是'小医圣'了。"王一松开始揶揄起仲小依来。

"哎！想什么呢？'小神医'！"王一松的话把仲小依拉回到现实中。

"其实我来找你，除了致谢，还有一事相求。"王一松开始认真起来："我现在心内科轮转，管了一个89岁冠心病合并心功能不全的患者。患者扩冠、强心、利尿剂都用了，可还是下肢水肿、动则气喘，病情不见起色。今天我科里赞美你的时候恰好被主治医生听到了，他虽然有些半信半疑，但最后命令我出马，请你出手看一下我们这个患者，看看中医有没有什么好办法？"

"走！我们去看看！"仲小依近来随着对《伤寒论》学习、运用的深入，胆子也开始变大，对于中医参与疑难杂症的治疗也更为自信了。

三人掉头向后，一起往病房楼走去。

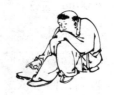

第三十四回

冠心病合并左心衰，真武汤温肾利水神

心内科 32 床，一个干瘦的老年人，静静地半躺在病床上。面色偏黄，精神略软，呼吸有些急促，时而伴有几声咳嗽，比较惹人注意的是嘴唇青紫，像涂了深色的唇彩。

王一松介绍说这个病人已经有冠心病近 30 年了，近几年每到冬季就会出现胸闷、心慌，感冒后就更会咳嗽气喘，不能平卧。这次这个患者就是感冒诱发，入院时心功能Ⅳ级，经过抗炎、强心、扩冠、利尿治疗之后，目前炎症虽然已经控制，心功能改善为Ⅲ级，但患者还是动则气喘，伴有少许咳嗽、吐痰，双下肢有较明显的水肿。

"目前患者血压平稳，查体：双肺底可闻及湿啰音，血常规、肝肾功能基本正常，BNP 1200pg/ml，心电图示 ST 段压低、T 波双向，双下肢凹陷性水肿，是较明显的心功能不全。"王一松熟练地汇报病史，"目前患者抗生素已停用，主要使用单硝酸异山梨酯扩冠、地高辛强心、速尿加螺内酯利尿，每天液体入量 750ml，出量

2000ml 左右。"

这时，王一松的主治医师高原医生推门进来，仲小依认得他，因为高医生是院内有名的优秀青年医师，临床知识与技能那是响当当的，仲小依之前在几次全院会诊中已经领教过。

"你就是中医专业的'小神医'仲小依吧！欢迎欢迎！"高医生非常幽默地打招呼。

"高老师！您别拿我开玩笑，我是来学习的。"仲小依反而不好意思了。

"你别谦虚，其实这个病人治到现在，我们西医真的没有更好的办法了。希望你们中医能够帮忙'调理调理'。"

"这个病人根据其主要临床表现，中医看来是'水气病'。张仲景在《金匮要略》中设立专篇探讨了其分类和证治，提出'**病有风水、有皮水、有正水、有石水、有黄汗。风水，其脉自浮，外证骨节疼痛，恶风；皮水，其脉亦浮，外证胕肿，按之没指，不恶风，其腹如鼓，不渴，当发其汗；正水，其脉沉迟，外证自喘；石水，其脉自沉，外证腹满不喘；黄汗，其脉沉迟，身发热，胸满，四肢头面肿，久不愈，必致痈脓**'。风水和皮水类似今天的肾源性水肿，以眼睑、皮肤肿为主，可伴有表证；正水就像这个病人一样，以下肢肿为主，类似心源性水肿；石水表现为腹部肿胀，与肝硬化腹水类似；黄汗则可能与皮肤疾患并发水肿有关。"

"这个我们都听不懂！你们中医太高深，说该怎么处置就得了！"王一松一听到古文就头大。

"你别急，我马上讲治疗。"仲小依还是不紧不慢："仲景在《金匮》中还指出：'诸有水者，腰以下肿，当利小便；腰以上肿，当发汗乃愈'，为我们治疗水气病确立了基本原则。"

"利小便？那为什么这个患者用了利尿剂效果却不明显呢？"席建中倒是听得非常仔细。

"这个病人以下肢水肿为主，的确属于应该以利小便为主的'阴水'。但是，阴水的形成往往与脾肾阳虚有关，轻者单纯利尿即可，重者却需要加用温补脾肾的药物，以扶正祛邪。"

　　"什么是'阴水'？我只听说过'羊水'。"王一松听得雾里云里。

　　仲小依和席建中都禁不住笑了。

　　席建中解释道："中医里讲究阴阳，这是一种哲学观和分类法。就是把事物或疾病按照寒热、上下、虚实等不同阴阳属性分为相反的两类来看待或者诊治。人的上部属阳，所以头面为主的水肿便称为阳水，可用发汗的方法来治疗；而人体下部属阴，所以下半身为主的水肿就称为阴水，需要用利小便的方法来治疗。"

　　"利尿剂的确也是一种利小便的方法，并且往往比中药作用更强、起效更快，因此这个病人在刚开始使用的时候效果还是不错的。"仲小依望着席建中接着说："但这个病人是个慢性患者，又是高龄，所以他不仅有水邪，还有着明显的正气不足。中医在对疾病的认识上与现代医学不同，它强调'邪正交争'的二元论的发病观，这与现代医学强调'病因病理'的一元论发病观不同。反映在治疗上，西医重视祛除病因、纠正病理，中医则不仅如此，还重视固护和调整人的'正气'。也就是说，不仅重视人的'病'，同样关注病的'人'。"

　　"说得好！"高医生赞叹道："你的这句话让我一下子对中医有了新的认识了。以前总觉得中医是'老古董'，现在有点明白其实它的理念还是很先进的。另外，我也想补充一下，我们西医使用强心剂，是不是也有一点兼顾'正气'的作用。"

　　"从某种程度上讲，强心剂的确有类似'扶正'的作用，但它的扶正是'耗竭型'的，也就是通过激发自身潜能、动员其机体储备功能而发挥作用，短期效果明显，但作用较难持久；中医扶正的理念更强调补益，扶正是'补充式'的，也就是缺什么，补什么，虽然起效相对较慢，但长期使用疗效就会逐渐显现。"仲小依从中医角度分析西药的使用，说得有板有眼。

"那我们这个病人，该补充点什么呢？"

"从表现上看，患者肢冷、脉弱、精神软，符合'少阴之为病，脉微细，但欲寐'的主证；同时下肢水肿、小便清长，又符合**'若小便色白者，少阴病形悉具，小便白者，以下焦虚有寒，不能制水，故令色白也（282）'**的少阴寒化证，患者少阴寒化伴有阳虚水泛，可以考虑使用真武汤治疗。"

"**少阴病，二三日不已，至四五日，腹痛，小便不利，四肢沉重疼痛，自下利者，此为有水气。其人或欬，或小便利，或下利，或呕者，真武汤主之（316）。**"席建中把真武汤证的条文背了出来，突然又有好像所觉察："患者好像真武汤证的主证都没有嘛？这是为什么啊？"

仲小依笑了："小席，你的《伤寒论》水平越来越高了。中医讲究辨证论治，也就是临床要学会去抓患者的一些主证，类似你们西医讲的'症候群'。如果方证相合，那就容易取效。但在现在临床上，患者往往中西医并用、各种药物同施，就会影响或掩盖一些临床症状。因此，一是要多问些病人用药前的情况，排除干扰；再者还要明白中医辨证论治的最终目的，是为了把握疾病的病机，只要我们清楚了这一点，也可以不必拘泥症状表现，直接根据病机选方用药就行。"

席建中上前与患者交流，果然得知他入院前经常腹胀，肚子经常咕噜咕噜叫，大便不成形，小便也少而频，后来用了药，小便转多，肚子也就不叫、不胀了，大便也较之前好转成形。

"其实，就这个病人而言，他病情比较重，为了尽快见效，临床还可以考虑使用一点新型中药，也就是中药的注射剂。比如他可以静滴一点参附注射液，能更好地增强补气温阳的扶正效果。"

"那我们就按你的建议，一方面给病人用点参附注射液，一方面建议他吃点中药，观察一下中西医结合治疗的效果。"高医生非常干脆，又谦虚地说："后面我们如果有什么疑难患者，还需要你多来指导。"

仲小依客气地告别高医生，拉着席建中去餐厅吃午饭了。

小中医成长记

——听故事 学伤寒

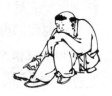

第三十五回

冒水湿关节病痹痛，附子汤温阳解寒凝

因为中午十二点已过，餐厅里稀稀拉拉没有几个人了，供应的菜品也是所剩无几。仲小依和席建中对此倒是并不在意，反而更喜欢这种没有了喧嚣的环境，两个人找了个靠窗的座位，边吃边聊。

"你们两个是中医科郭教授的学生吧。"两人聊得正欢，旁边一个身穿白色工作服、正在拖地的胖胖的中年阿姨突然凑了过来。

"是的。您有什么事吗？"仲小依礼貌地回答。

"你们还记得我不？两个周前的礼拜三上午，我和我婆婆去门诊找郭教授看病，当时就挂到了一个号，还是你们俩帮我开的加号单呢！"中年阿姨笑容满面地说。

"噢！记起来了，您是那个风湿关节痛的患者。"席建中记忆力非常好，很快反应了过来。

"是的是的！当时我这两只手手腕肿得像馒头，手指头也都肿得像藕一样。"边说中年阿姨便把手上又厚又长的乳胶手套退了下来："你们再看看，现在好多了吧！"

仲小依和席建中定睛看去，中年阿姨的手腕及掌指关键果然肿胀已经不明显，只是绕手指关节一圈，皮肤留下颜色略深的印迹——这是色素沉着的关系。

"现在关节痛得如何了？上次你不是说睡觉都受到影响了吗？"仲小依问。

"也是减轻了大半了，尤其让我满意的是我这手的温度，终于在冬天里有点温暖的感觉了。以前我老公一直都说我是长了一双死人手，怎么捂都捂不热。所以，现在冬天都不让我的手碰他。"阿姨心直口快，话说出来却又有点不好意思了。

仲小依记得当时给她搭脉时，不仅手腕冰凉，而且开始怎么都摸不到尺脉，还是郭教授提醒——患者是典型的脉沉弱，一方面要沉取，推筋至骨方得；一方面要仔细体会，脉象细如游丝，若有若无。

"我记得郭教授让您少碰水，尽可能换个工作，您怎么现在还在餐厅工作呢？"席建中关切地问。

"是啊，我这个病的病根就是与在餐厅里洗洗涮涮，长期接触水有关系。前些年还好，关节不舒服自己吃点止痛片就扛过去了，今年冬天特别冷，我这病也就发作得特别厉害，不仅又痛又肿，连冷水都不敢碰了。可像我们干这种工作的，哪能不接触水呢？所以实在熬不住了才去找大名鼎鼎的郭教授看。说到换工作，我这种普通小老百姓，年龄大，又没有文化，能找到个工作本身就不容易，再要换个地方又不碰水，谈何容易啊！"中年阿姨叹了口气，接着说："不过听了你们教授的话，我倒是尽量避免直接接触水了，你看我现在工作都戴着厚厚的手套，而且尽量用热水。现在关节肿消退，疼痛也基本消失，我已经很满足了。"

"自身免疫性疾病目前在医学上还都缺少根除的手段，只能是在缓解后避开诱因，防止复发。所以，您还是要加倍小心。"席建中仔细地嘱咐，又问："您找我们有什么问题吗？"

"是的。我吃了郭教授的药效果非常好，可就是这两天出现一个小问题，就是吃完药后总是感觉到舌头有些发麻，有时说话都有点不利索，这是怎么回事啊？要不要紧？"

席建中看着仲小依，这个问题令他毫无头绪，只能期待小仲来回答。

"我记得郭教授诊断你是'痹证'中的'寒痹'，以阳虚为本，寒湿阻闭关节为标。阳虚则寒，寒盛则痛，湿盛则肿，其表现符合少阴身痛症，结合《伤寒论》中'**少阴病，身体痛，手足寒，骨节痛，脉沉者，附子汤主之（305）**'，用的是附子汤加味来治疗的。"

"噢！"仲小依突然似有所悟："你的药是自己煎煮，还是代煎的？"

"我平时下班比较晚，家里边也没人帮忙，所以都是医院代煎的。"中年阿姨回答。

"那你后面可能中药需要自己煎了！因为你的药里有一味附子，我记得当时郭教授给你用了 15g。这个药虽然散寒止痛作用非常好，但是有一定的毒性，而降低其毒副作用的方法，就是这个药需要先煎 1 小时左右。因为现在临床代煎都是机器煎煮，所以大多数情况下煎药没法做到先煎、后下，一旦煎煮时间不足，就可能会遗留较大的毒副作用，出现口舌麻木、眩晕、心慌等症状。"

"我昨天刚去医院抓了 1 周的药，已经代煎好，那是不是不能吃了？"中年阿姨有些无奈。

"也不是，其实还有补救办法的。古人体质壮实，仲景在《伤寒论》中，即便是使用生附子，也没有立下附子要先煎的告诫。但对于有效成分基本类似、毒副作用更大的乌头，则采取了较为谨慎的态度，一般是与蜜共同煎煮，且采取先煎、久煎的策略，如大乌头煎、乌头桂枝汤等都是如此。按照这个思路，你代煎好的药在服用之前，可以加上适量蜂蜜，放到火上再煎煮个二十分钟到半个小时，然后再服用，应该舌头麻木的情况就不会出现了。"

"我记得你们中医里有句话，叫'药不瞑眩，厥疾弗瘳'，患者舌头麻木，是不是就是传说中瞑眩反应啊。"席建中突然问道。

"呵呵，看不出你知道的越来越多了！"仲小依笑了："近几年来，我们国家许多经济条件比较发达的地区人们开始流行看中医，许多人的依据便是认为化学药物毒性大，中药安全绿色。其实不然，古人讲'是药三分毒'，尤其是中药中也有很多有毒药物，如砒石、乌头、巴豆等都是大毒之药，一方面这些药物可去顽疾、起沉疴，如砒石平喘、乌头止痛、巴豆攻积，无出其右者；另一方面它们的有效剂量和中毒剂量非常接近，使用不当就容易引起中毒。中医古籍中，虽然有提及使用有毒药物时患者出现瞑眩反应可能预示着用药达到有效剂量，容易见效；但同时我们也要严密观察，防止患者后续出现更严重的毒副反应。"

"原来如此，看来使用中药也不一定要追求'瞑眩'状态的出现。"

"是的。仲景在使用附子、乌头等有毒药物的时候，一般都是非常审慎的，大多采取少量开始、不知渐加的策略，如大乌头煎服法中指出'强人服七合，弱人服五合。不差，明日更服，不可一日再服'。尽管在桂枝附子汤证后有'三服都尽，其人如冒状'的记载，但仲景也没有指出这就是服药取效的表现。"

　　"受教了！"席建中一抱拳，向仲小依行了一礼，两人相视
而笑。

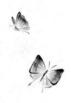

小中医成长记

——听故事 学伤寒

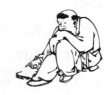

第三十六回

老妇人多年苦失眠，黄连胶数剂一朝安

"对了，你婆婆的失眠怎么样了？"席建中想起了上次和食堂阿姨一起看病的老妇人，转身问旁边正在俯身工作的阿姨。

"她呀！ 效果好得不得了！"中年阿姨满脸兴奋："我婆婆吃药后第二天就已经睡得开始打呼噜了，说这么多年了从来没像现在睡得如此舒服过！ 不仅如此，之前困扰她几年的尿频，也随着吃药奇迹般地好了。 现在老太太在家里，那是逢人便夸郭教授是神医呐！"

仲小依也回忆起她婆婆是位 70 多岁、身材清瘦的老妇人，说话利索、声音洪亮，耳不聋、眼不花、腰不驼，就是脸上的皱纹透露出岁月的风霜。

老太太说她失眠有 20 多年了，年轻时是做餐饮小吃的，经常熬到下半夜才睡。 等到年龄大做不动了，人闲下来也就落下了这失眠的毛病。 不仅入睡比较困难，而且睡得特别浅。 她自己形容说：平常住在平房里，就是一滴雨水落在屋顶上，都可以把她吵醒。

当郭教授问她还有哪里不舒服的时候，她补充说晚上睡不好，便总想着小便，可真正到了厕所，却就是滴沥几滴，每天晚上反反复复十几趟，着实令人苦恼。

当时，仲小依注意到老婆婆伸出舌头的时候，舌体黯红瘦小，舌面光亮，几乎没有舌苔。郭教授告诉席建中，这就是中医里讲的'镜面舌'，结合患者舌体红，提示患者体内阴虚火旺的病机。

分析病情的时候，郭教授说：患者老年女性，身体消瘦，古人云'年四十而阴气自半'，当为年高阴虚之体。平素性格偏急，致心肝火气有余；工作熬夜迟睡，血不归肝（《经》云：人卧则血归于肝），致肝血不藏。如此，上面心肝火旺，下面肝肾不足，虚火煎熬真阴，阴虚则火更无制，二者互为因果，遂成水火失济、心肾不交之势。治疗上当滋下以制虚火，清上以保真阴，处方可选用黄连阿胶汤。

仲小依记得黄连阿胶汤见于《伤寒论》第303条，主治**"少阴病，得之二三日以上，心中烦，不得卧"**，用于阴虚患者外感后邪从热化，扰及心神引起的失眠。

"那个鸡蛋黄服药时加了没有啊？"

席建中记得郭教授给患者讲授黄连阿胶汤服用方法的时候，嘱咐药汁过滤后趁热把阿胶烊化，然后将药放温，再加入鸡子黄搅拌均匀后服用。老婆婆听后说自己一辈子吃斋念佛，不杀生的，能不能药里面不放阿胶和鸡蛋。郭教授为了说服老婆婆，还费了半天气力，讲授了药王孙思邈也是佛教徒，他一生治病救人无数，也认为有生命的药要少用，但对于市售之品并不反对，尤其提到鸡蛋"混沌未分"，"大段要急之处"也是可以使用的。后来老太太终于不做声，算是接受了。

"用了用了！我婆婆还说，怪不得郭教授一定要让我吃这阿胶和鸡蛋，原来治疗失眠的效果这么好！"中年阿姨高兴地说："只不过用药之前，老太太还是要对着药'阿弥陀佛'地念上半天呢！"

仲小依和席建中都笑了，他们明白，其实阿胶和鸡子黄都不直接治疗失眠，而是针对了患者阴虚生热的病机，如果单纯从治疗失眠的角度看，那这两个药的作用还不如黄连呢，至少黄连还可以清心安神。

"小仲，我有个问题想不明白，你说老太太平素小便频数，为什么吃黄连阿胶汤也能治好呢？"

"你还记得老婆婆处方中的药物吗？"仲小依并没有直接回答席建中的问题。

"记得啊，不就是黄连阿胶汤原方加了生地和淡竹叶这两味药吗？我记得郭教授还说用生地是为了助阿胶、鸡子黄、芍药养阴，淡竹叶则助黄连、黄芩清泻心火。"

"其实郭教授只是说了一半，这两个药如果再加上木通和甘草梢，也是一个非常有名的方子，叫导赤散。"

"导赤散？"席建中对中医的了解非常有限，最近的知识主要还是基于《伤寒论》的，所以根本没有听说过这个方子。

"你们之前学过《中医学基础》吧，在方剂学这部分内容有一类方剂被称为'清热剂'，这个导赤散就属于这类。从名字上看，'赤'为红色，五行对应火，五脏对应心，顾名思义就是说它能够疏导清泻心经火热，主治'心胸烦热，口渴面赤，意欲冷饮，以及口舌生疮；或心热移于小肠，小便赤涩刺痛，舌红，脉数'等证。"

"慢点！什么是'心热移于小肠'？小便有毛病不是归膀胱所主吗？"席建中不肯放过自己不明白的每个细节。

"一般而言，中医里讲膀胱主司小便，肾脏主司大便。但中医理论的复杂性就在于它看待事物的整体性，如《内经》里面又提出'魄门亦为五脏使'，就是说大便不利不仅与肾有关，还可能和其他四脏功能失调都有关系；小便不利也是如此，如《内经》里面也提出了'心经之火，移于小肠'的理论。也就是说，在生理上心通过经络与小肠相表里，相互联系；在病理上，心经火热也可以通过经络传递到小肠，引起小肠泌别清浊功能的失常，表现为小便量少而频、赤涩作痛等。"

"那心火移于小肠和膀胱湿热有什么区别？"席建中继续追问。

"膀胱湿热主要为小腹拘急，伴有尿频、尿急、尿痛等前阴局部表现为主，而心火移于小肠则主要是先有心烦、失眠、口腔溃疡等心经热盛的表现，继发出现小便量少、赤涩作痛的局部症状。"

"原来如此！原来以为学医难，现在才发现学中医更难啊！"席建中挠着头皮说道。

"哈哈。其实中医讲悟性的，理论尽管比较绕，弹性很大，但一通百通。郭教授说了，你很有学中医天赋的。"仲小依继续调侃："我还期望着你以后成为中西医结合领域的大腕呢！"

两人正在热烈地交谈，突然仲小依的手机响了，他一看郭教授打来的。欲知后事如何，且听下回分解。

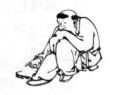

第三十七回

结肠癌化疗人不堪，乌梅丸回阳挽狂澜

"小席、小仲，马上到门诊这边来，跟我到南京去会诊一个重病人。"电话那头郭教授的声音伴着少有的焦灼。

待到大家坐上高铁，郭教授开始诉说起事情的缘由："刚才院长打来电话，说他南京有个朋友的母亲，今年75岁了，前一段时间查体发现结肠癌肝转移，便在当地医院做化疗。第一个疗程还可以，病人没有什么反应。但第二个疗程开始，病人就出现了明显脱发、骨髓抑制。于是，10天前行第三次化疗的时候便又换了新方案，可是病人用了之后更不舒服了，而且2天前出现严重腹泻，现在人都爬不起来了。西医用了止泻药，腹泻有所改善，可其他情况并无好转，所以我们才有了这个紧急任务。"

"现在转移性结直肠癌的一线化疗方案常用的主要有三个：一个是5-Fu加奥沙利铂的FOLFOX4方案，一个是希罗达和奥沙利铂的XELOX方案，另一个则是5-Fu联合伊立替康的FOLFIRI方案。"席建中显得从容不迫，"根据患者治疗后的表现，前两次应该用的是含铂的方案，所以会有较明显的脱发和骨髓抑制；第三次化疗出现腹泻，应该换的是含有伊立替康的方案，这个药的不良反应就是腹泻。"

仲小侬再次被席建中良好的基础知识和缜密思维所折服，不由自主竖起了大拇指。

"当然，现代医学发展越快，带来解决不了的问题也越多，否则就用不着请郭老出马了。"席建中反倒不好意思了。

"中西医还是各有所长，要相互学习、相互补充，而不是相互否定。 那些说中医不科学的，其实往往都是根本不了解中医的；而那些所谓的纯中医，其诊疗的效果也往往有限，尤其是很难避免误诊。"

300km/h 速度的高铁伴随着欢快的交谈，让 1 个小时的路程变得格外短。 等大家到达南京南站，接站的家属患者已经恭候多时了。

在路上，病人家属较详细地介绍了病人的情况。 这个女病人是一名退休教师，平素身体非常健康，每年都会做一次常规查体。今年春节后不久，患者觉得胃脘不适便到医院检查身体，后来肠镜发现有息肉，但在住院摘息肉的时候又发现部分肠腔有狭窄，同时上腹部 CT 发现肝内多发 1～2cm 的占位和腹膜后肿大淋巴结，结合病理诊断为结肠癌肝转移。 继而患者转入肛肠外科，开始行全身化疗，第一、二次化疗使用的是 XELOX 加贝伐单抗的化疗方案，后因不良反应换为伊立替康联合希罗达再加贝伐单抗的方案。但患者第三次化疗后乏力、萎靡、呕吐非常严重，而且近一两天又出现腹泻，情势非常危急，虽然用了许多药，但除了腹泻有所减轻，其他情况改善不明显。 故而家属决定放弃化疗出院，转而寻求中医药治疗。

到了患者家中，主客简单寒暄，便进卧房探望病人。 推开卧室的门。 宽大的床上侧躺着一个瘦瘦的老年妇女，身子卷曲着，花白的头发所剩无几，杂乱地贴在头皮上。 面色有些萎黄，两眼内凹，一副精神萎靡的样子。

见到有人进来，老太太努力地起来，脸上现出勉强的笑容："医生您好！ 本来应该我去上海看您，但您看我这样子那里也去不了，所以麻烦您大老远从上海赶过来。"

"您别起来，就这样在床上就可以。"郭教授亲切地拉住患者的手，同时也明显感到指间的冰冷，"您给我说说现在的主要情况。"

"我现在最主要的情况是体质弱、吃不下、还拉不停。"老太太喘了口气，"我这个人一直体质很好，平时都自己步行去菜场，家里洗洗涮涮也都不用孩子插手。 可病来如山倒，我只住了三次院，情况却是一次不如一次。 第三次药水刚吊完，我就彻底趴下了，不仅全身无力，而且见了吃的东西就恶心、想吐，勉强吃下一点，却最后却要连苦水都吐出来。 这两天又增加了一个拉肚子，刚开始一天七八次，拉的都是水。 医生给开了点药，次数总算少一点了，但还是有三四次。"

郭教授一边听着病人的诉说，一边将右手三指搭上病人的手腕："你的右手关脉沉细而弦，属胃阴不足、肝木来乘；右寸滑数，膈上有热；右尺滑大，水湿下趋。"

"左手整个脉象弦细，是阴虚肝旺；尺脉不及，当时肾虚不足。 现在先天之本的肾脏和后天之本的脾胃都有问题，根本动摇，所以才会证情复杂啊。"

"是不是我没得救了，医生。"病人脸上扔挂着一丝笑容，"您直说无妨，我对生死看得开。"

"还好！ 虽然你双手六脉的形态变化复杂，但总体还算有力，应该经过调理会有好转的。"

"病人舌苔厚腻，中部罩黄，应该水湿化热；舌边淡紫而舌体胖大，应该是阳气不足之象。"席建中看着患者的舌头，也在喃喃自语，"虚实并存、寒热并见，病机的确复杂啊。"

郭教授赞许地点了点头，转向仲小依："你来分析分析吧？"

"患者以呕吐和下利为主要表现，加上精神软、脉虚弱，符合**'少阴之为病，脉微细，但欲寐也（281）'**的论述，应该属于少阴病。但患者寒夹热，又似乎不完全符合。"

"分析得非常好！"郭教授赞许道，"善于抓取主症，且脉证之间相互印证，并且对自己的诊断敢于提出质疑。"

郭教授继续说："其实，这个患者前面的确可能是个标准的'少阴病'，但是随着病程进展，患者正气逐渐来复，并开始振作抗邪，而邪正交争的过程中自然就出现了部分热象，如口干口渴、虚烦不寐、舌苔泛黄等。"

"怪不得我妈妈这两天总是要水喝，就是半夜也水杯不能离身，晚上觉也睡不好。"老太太的女儿补充道。

"我明白了，患者应该属于厥阴病！记得老师讲过，厥阴病是少阴病中虚寒证的后续转归阶段，此时患者因邪正交争会出现厥热胜负，仲景《伤寒论》中则根据寒热时间的长短来判断病人的预后，最终是阳复则生，阳亡则死。"

"而且，患者的许多征象也符合厥阴病的提纲证：**'厥阴之为病，消渴，气上撞心，心中疼热，饥而不欲食，食则吐蛔，下之利不止（326）'**。"

"听着你们的讨论，把我的病情分析得那么透彻，我怎么觉得我好像有救了。"原来斜躺在床头的老太太突然开始说话了，而且脸上绽放出了笑容，"那我就放心把我这把老骨头交给你们了。"

"您对我们的信任就是决定后续治疗是否取效的基本条件啊。我们中医讲'六不治'，其中一条就是说如果没有获得患者的信任，医生就不要勉强开药，否则患者用药后也不会取得预期效果。"郭教授笑着说，"而且，药物只能改善您的症状，真正能够拯救您的，是您能否树立起战胜疾病的信心。"

"只要能让我不再腹泻，吃好、睡好，我肯定有信心。"老太太更开心了，"听说上海的迪斯尼马上就要开业了，我还想去看看哪。"

"好！等您恢复了来上海，我陪您去逛迪斯尼。"郭教授也乐了，一边说一边拿出纸笔，坐下来写起处方来：乌梅15g，炮附子12g（先煎），……

小中医成长记

——听故事　学伤寒

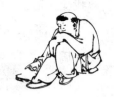

第三十八回

患肠炎便血突昏迷，针药食并用起疴疾

在返回的高铁列车上，两个小医生还沉浸在外出会诊的兴奋里，叽叽喳喳热烈地讨论着什么，郭教授则喝了几口茶，眯起眼睛打起盹来。

"列车现在广播找人，有乘坐高铁的医生同志吗？3号车厢有位旅客突然昏迷，请是医生的旅客马上到3号车厢来！"列车广播突然响了起来。

郭教授睁开眼睛，拿起手袋，对两个小医生招呼道："走，我们去3号车厢。"

来到3号车厢，远远看到车厢结合部靠近厕所的部位挤满了人。

"大家让一让，我们是医生。"席建中亮明了身份，大家开始自觉后撤，让出一条空隙来。

三人挤到近前，发现一位中年妇女坐在地上，怀里抱着一位四十岁左右的男性，眼里噙着泪水，眼巴巴地望着四周："好心人救救我丈夫吧，他可不能死啊。"

"你把病人放在地上。"郭教授冷静地拍了拍中年妇女，又环视一周："大家都往后让一让，给病人腾一点空间。"

席建中蹲下身来，麻利地触摸患者的颈动脉，观察瞳孔和呼吸情况，说道："患者呼吸正常、颈动脉波动存在，瞳孔正常、等大等圆，皮肤湿冷，心率较快，符合休克表现。"

"患者脉细数无力，可能是低血容量的休克。"仲小依补充道。

郭教授摸了摸患者的脉象，接过列车员递过来的急救包，对两个小医生说："小仲你掐患者的人中穴，小席负责给病人量血压，我来按压百会。"

"血压 80/60mmHg，脉搏 90 次/分。"

随着师徒三人有条不紊而又紧张的操作，时间一秒秒过去。

突然，患者幽幽地长吸了口气，慢慢地睁开了眼睛。

"啪啪"周围响起一片热烈的掌声。"醒过来了！醒过来了！"有人兴奋地喊道。

"给他喝点水。"郭教授向病人的家属示意，又转过身对席建中说："你再给患者量一个血压。"

"患者血压 90/65mmHg，基本正常，脉搏 76 次/分。"席建中明显感到很兴奋。

"现在可否和我讲一下到底是怎么回事？"郭教授望着病人和家属。

"我爱人是一名警察，平时工作很忙，吃饭也没有规律，但身体一直很好。三个多月前不知怎么回事就开始腹泻，一天 10 多次，尤其可怕的是每次大便都拉出很多鲜血。我们去无锡人民医院做了肠镜说是溃疡性结肠炎，开了治疗的药，刚开始效果不错，大便次数明显减少，便血也消失了。可一周前他外地出差，药忘了带，回来又开始腹泻、便血，而且再吃上药效果也不如以前明显了。现在每天经常一会儿就跑厕所，弄得连班都没法上了，所以我们今天就想到上海的大医院去看看。"患者的妻子叹了口气，接着说："刚才他又说要去厕所，可我等了半天也不见他回来，便过来敲厕所的门，没有人应，便喊来列车员把门打开，发现我老公已经躺在厕所的地上了。然后大家合力把他抬出来，你们就赶到了。真是太感谢了！"

"现在能起来吗？我们坐回到座位上。"

警察努力撑起身，却摆了摆手："我还是先在地上坐会儿，我觉得肚子还在绞痛，咕噜噜直叫，而且肛门重坠得很，我怕一站起来又要去厕所。刚才我就是因为在厕所里拉了很多血水，起身后就感到天旋地转，然后就倒在地上不省人事了。"

郭教授不做声，眼光漫无目的地扫视着周围。突然，仲小依觉得教授的目光停住了，顺着望去，原来附近对面座位上的一个小姑娘，正在津津有味地剥食着石榴。剔透鲜红的石榴子，让人望去就不由自主地垂涎欲滴。

郭教授走上前去，和蔼地问："小姑娘，你这石榴是酸的，还是甜的啊？"

"又酸又甜。"小姑娘回答得很干脆，"给！您尝尝！"

"可不可以卖给我一两个啊？我给地上的这位叔叔治病用。"

"石榴还能治病？"小姑娘有些疑惑，但望着郭教授的白发，似乎又不由得不信。

"那我送给您两个好了。"大姑娘很大方。

"你们列车上有榨汁机吗？"郭教授又转向列车员。

"有！现在高铁服务很好，我们是用来为乘客准备鲜榨果汁的。"

"那就好。麻烦你把这两个石榴洗干净，然后带皮榨一杯新鲜的石榴汁送过来。"

"带皮榨汁？那会不会很苦很涩啊？"女列车员有点疑惑，害怕是郭教授说错了。

"中医说：苦能坚阴、酸能收涩，我就是要利用石榴苦涩的皮治疗这个病人的腹泻。放心去吧！"

不一会儿，麻利的女列车员就端来了一杯灰黄色的液体，上面还漂着许多泡沫。

郭教授让警察的妻子给病人喝下去，看得出石榴汁的味道的确不咋地，病人一边喝一边皱着眉头，只是一小口一小口地抿。但喝着喝着，病人的速度却明显加快，最后几乎是仰着脖子把整杯石榴汁灌了下去。

郭教授看着笑了："明白了吧，尽管这东西难喝，但药证相合，患者下意识地引药自救，到最后反而容易接受了。"

又过了一会儿，郭教授注意到患者原来捂着肚子的手不自主靠在地上了，边说："现在是不是肚子没那么不舒服了？站起来试试看看。"

"是啊，肚子不痛了，现在肛门也没有那么重，便意能够忍受了！"患者站起来，一脸的惊讶："老先生，您刚才给我喝的什么灵丹妙药啊？"

"什么灵丹妙药？就一杯带皮的石榴汁！"仲小依插话道。

"平素我们只知道这石榴子酸甜可口，其实苦涩的石榴皮还是一味治疗腹泻痢疾的良药。《本草纲目》说它'止泻痢、下血'。你这个痢疾下血，正好对症。其实，凡是临床泄泻、痢疾不问新久，用之皆有效。你们有空回去翻翻张锡纯的《医学衷中参西录》，里面就有不少用酸石榴捣汁治疗泻痢的医案。"

"郭老，我最奇怪的是病人刚才昏迷时明明已经出现休克，可为什么您和小仲只按压了几个穴位，病人就苏醒了。尤其是连血压都升上来了，这太不可思议了。"席建中突然插话。

"小仲，你来解释一下。"

"是这样的，我刚才按压的病人鼻子下面、鼻唇沟正中的穴位叫水沟，又称'人中穴'，是一个重要的急救穴位，具有回苏醒神的作用，临床可用于各种原因引起的昏厥，现代医学证实刺激这个穴位具有升高血压、调整呼吸等作用。郭老按压病人头顶，两耳尖连线中点的穴位称为百会穴，也具有开窍醒脑、回阳固脱的作用。"

"以前总以为中医是'慢郎中'，今天跟着郭老真是大开眼界了！"席建中不由赞叹道。

"老先生，看您的医术如此高明，我先生的病对您来说应该不是问题，不知可否请您为他进一步诊治一下。"警察的妻子现在回过神来，不肯放过这个难逢的好时机。

"好，那我们就送佛到西天，把好事做到底。"郭教授乐了，"您们两个来分析一下，看该如何治疗？"

"那喝带皮的石榴汁不就行了吗？"席建中小声嘀咕。

"那个和穴位按压一样，都是救急的，最后要想治愈疾病，还是要辨证求因，审因论治。"郭教授点拨道。

"病人尽管下利清稀，貌似有寒。但排泄物臭秽不堪，夹有鲜血，且患者自觉肛门灼热、重坠，这些都是热象，所以其诊断应该属于热毒血痢。《伤寒论》第371条说：**'热利下重者，白头翁汤主之。'**因此，他应该可以用白头翁汤加减治疗。"仲小依分析问题总喜欢引用《伤寒论》原文，脑子里的小马达转得飞快。

"那我们就开方子。"郭教授坐定，落笔疾书，写下一个字体飞扬的处方交给警察的妻子。

这时，列车广播到达苏州站了。警察妻子接过处方，千恩万谢地说："本来我们想到上海看病，可没想到在路上就遇到上海的专家了。 您不仅救了我丈夫的命，还给出了治病的处方。 我想我们上海也不必去了，就在这里下车，然后回家安心吃您开的药。"

大家寒暄一番，就此别过。

郭教授刚要带着两个小医生回自己的车厢，这时却被一个大学生模样的姑娘给拦住了。 这到底是怎么回事？ 后面又会发生什么？ 且听下回分解。

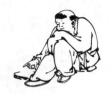

第三十九回

手发绀原是营血虚，温经脉当归四逆施

"老先生，您好！ 我叫吴秀丽，是上海大学的一名学生。 今天我从南京的家里返校，正好碰到您给刚才那位叔叔治病，您高超的技艺让我钦佩之至。 其实，我自己也一直有点小毛病，不知您老是否可以帮我看一下？"

"好！ 今天我们就当在列车上开流动诊所了。"郭教授看着两个学生，一副老顽童的样子。

"你哪里不舒服？"席建中还是那么急脾气。

"别急，你们先看一下我的手，我给你们变个魔术。"

两个小伙子掰着吴秀丽的手翻过来覆过去地看了几遍，除了发现她手背关节处的皮肤略红些，其他并没有什么异样。

"你们先等着，我去去就回。"吴秀丽言毕钻进了洗手间。

"现在你们再看看，是不是有变化了？"吴秀丽举着湿漉漉的两只手从卫生间里出来了。

只见她十根手指已经变得惨白，两个小伙子再摸上去，明显地从指端透出一丝丝凉气。

"不急，你们再等等看。"吴秀丽还是一脸神秘。

过了一会，只见她的十指开始发紫，继而又变得黯红。

"这是典型的雷诺现象。"席建中首先发言了，"临床分为原发性和继发性两大类。 前者多由于寒冷刺激、自主神经紊乱、内分泌失调以及遗传、感染等。 继发性则多继发于类风湿、硬皮病、红斑狼疮、皮肌炎等风湿免疫系统疾病。"

"嗬！ 你这个小医生懂得挺多啊！"吴秀丽的眼睛亮了，"我几年前就做过系统检查了，排除了风湿免疫系统的病变，应该是属于原发性的那一类。"

"前面医生曾经给我开过硝苯地平、利血平等西药，可作用也不明显。 上大学前因为学习任务重，自己也没有太把这个当回事，可等上了大学，自己才觉得有时好尴尬，天冷的日子里都不好意思在同学面前伸手了——惨白和黯红的颜色都挺吓人！"

"郭教授，她的手冰冷冰冷的，是不是属于中医的'厥证'？"席建中问。

"是的，但又不完全。 在中医里面，'厥'有两种基本含义，一个是肢厥，就是你说的四肢厥冷。 对此，张仲景在《伤寒论》中说：'**凡厥者，阴阳气不相顺接，便为厥。 厥者，手足逆冷是也（337）**。'另一个是昏厥，神志昏迷，昏不识人。"

"《内经》里面专门有'厥论'篇，指出肢厥有寒热两大类。 阳气衰于下，则为寒厥；阴气衰于下，则为热厥。 吴秀丽的脉象沉而细，尺脉不足，应该属于寒厥。"

"是啊，我也觉得自己属于特寒的那一类人。 我最怕过冬天了，到了冬天我觉得自己整个身体都像一个冰块。 即便在夏天，我也很少吃冷饮。"吴秀丽答道。

"《伤寒论》第351条指出：'**手足厥寒，脉细欲绝者，当归**

四逆汤主之'。 你这是一个厥阴寒证，可以用当归四逆汤来治疗。"

"刚才我就看到你有两下子，可我还是想让郭教授给我开方子。"

郭教授笑着说："我这两个弟子可不得了，你的情况仲小依说得很对！ 你先让他开，也算是对他的测验，然后我再看情况调整。"

郭教授接过仲小依递过来的方子：当归15g，桂枝15g，炒白芍15g，细辛6g，川木通9g，大枣15。 提笔在后面写下：吴茱萸9g，生姜30g，巴戟天15g。

"噢，我怎么忘记后面第352条了：'**若其人内有久寒者，宜当归四逆加吴茱萸生姜汤主之。**'看来我不仅要强记，还要博闻和实践啊。"仲小依态度很诚恳。

"其实作为刚走上临床的本科生，你们两个的'三基'非常扎实，在同层次的同学中应经是非常优秀了。 医学是一门经验性和实践性非常强的科学，所以光有理论还不行，只有不断接触临床、不断实践、不断总结，自己的知识才能转化为能力，临床水平也必然会相应提高。

"其实，我还有另外一种感觉，就是实践对知识的掌握还有促进作用。 我刚到中医科的时候，看到你们经常谈论《伤寒论》，便去图书馆借了一本中医《伤寒论》的教科书。 可是尽管对照着注释，结合着医案，我还是看得一头雾水、一知半解。 但每当咱们看到一个病例，运用到相关条文。 这个条文就会在我眼前变得无比生动，仿佛当年张仲景所诊治的病人，就活生生站在我面前一样，我对相应知识的困惑也就豁然开朗了。"席建中补充道。

"还有，接触中医之前，其实我还是有些看不起中医的，和许多人一样，认为它有很多迷信、夸大的成分。 可随着这些天的了解，我不仅摒弃了偏见，反而觉得祖国医学真是博大精深。它完全可以与现代医学相互补充，互为羽翼，甚至可以做很多现代医学做不到的事情。比如我们刚才救治的那个休克病人，居然能不用药把病人的血压升上来，真有点不可思议。"

"你们说的我虽然听不太懂，但我是学美术的，想从专业上说几句，"吴秀丽插话道："我觉得中医和西医，与中国画和西洋画很类似。中国画喜欢用墨，喜欢写意，讲究传神；西洋画喜欢用油彩，喜欢写实，讲究形似。但无论中国画还是西洋画，都能带给人美感，它们都是各自独立、不可替代的艺术。从本质上，它们也没有高下之分。"

"是啊，中医和西医，都是人类对生命科学探索和实践的结晶。它们尽管形式不同、差异很大，但最终都可以为改善生命健康发挥作用。所以你们要中西医互参，取长补短，这样就能更好地为病人服务。"

"郭教授，其实我一直有个问题非常困惑：《伤寒论》中的许多条文好像就是一个个精彩的医学案例，对临床有非常强的指导作用，但我在看《伤寒论》教科书的时候，发现书中先讲六经辨证，可等我翻完了《伤寒论》，原文中却根本没提到六经辨证。这六经辨证是怎么回事啊？您可否利用今天的空闲给我扫扫盲？"席建中兴致上来了。

"那我们打道回座，你去奉茶，我们细聊。"郭教授也开始逗乐子。

"好勒，起驾——！"仲小依拖着长长的尾音在后面起哄。

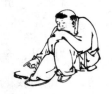

第四十回

谈六经原是伤寒义，论经方活用奏效奇

待席建中端来泡好的茶水，郭教授抿了一口，收敛笑容，开始侃侃而谈起来："六经这个称谓，的确不是仲景自己提出来的。《伤寒论》中仅有太阳病、阳明病、少阳病、太阴病、少阴病和厥阴病的描述。 但就其本质，它们不是"六经"，而是"六病（六类病）"，后世也称为三阴三阳病。 "六经"的称谓，始于宋代朱肱，他在《类证活人书》中首次将《伤寒论》的三阴三阳称为"六经"，认为六经即为足三阴和足三阳六条经络。 嗣后，越来越多的医家意识到弄懂'六经'是理解《伤寒论》相关病证的关键，继而结合自身的经验和理解对其进行阐释。 如明代方有执认为六经系人体六部，清代柯韵伯认为"仲景之六经，是经六个地面"钱潢认为六经以脏腑为主导，张志聪更是独辟蹊径，以《内经》的"开阖枢"和"标本中见"的气化理论来解读六经，现代又有人联系西方医学提出病理层次说等。 因此，民国恽铁樵感叹：《伤寒论》第一重要之处为六经，而第一难解之处亦为六经，凡谈

伤寒者无不于此致力，凡注伤寒者亦无不于此致力，卒之能得真义者竟无一人。"

"所以，今天让我老头子来解读六经，恐怕也很难揭示其真谛，只能是我的一家之言。我觉得看待《伤寒论》，首先要还原其时代背景，这样才有助于落到实处，不会陷入揣测和空谈。仲景之前，中医学对伤寒病的认识应该非常有限，所以他在自序中才会说'**余宗族素多，向余二百，建安纪元以来，犹未十稔，其死亡者三分有二，伤寒十居其七。**'因此，为了提高伤寒的救治水平，他一边努力实践，一边刻苦攻读《素问》《九卷》《八十一难》《阴阳大论》《胎胪药录》《平脉辨证》等古代文献，思求其辨治规律。终于，在借鉴《素问·热论》等篇章的基础上，张仲景创造性地提出用三阴三阳病来划分伤寒病不同阶段的方法，撰成了《伤寒杂病论》。也就是说，对于伤寒初起，风寒外袭，邪正交争于表的阶段，称为'太阳病'；外邪已罢，邪气深入，邪正交争于里，里气不虚奋起抗邪而发热的阶段，称为'阳明病'；感受外邪日久，邪气不解，里气已虚，无法抗邪外出，正邪交争于表里之间，或里气素有不足，感受外邪后邪气侵入较深，即"**血弱气尽，腠理开，邪气因入，与正气相搏，结于胁下（97）**"，此时正邪也交争于表里之间，表现为寒热交作，邪热上扰则口苦、咽干、目眩，邪干脏腑则胸胁苦满、默默不欲饮食、心烦喜呕，称为'少阳病'；寒邪直中脏腑，或邪气入里久稽，或误治，伤及后天之本脾胃，表现为腹满而吐、食不下、下利、腹痛，则为'太阴病'；迫伤及先天之本肾，表现为肢厥、脉微、但欲寐、下利不止，或真阴欲竭，就称为'少阴病'；厥阴病是少阴证后期的转归阶段，以厥热胜复的变化为特征，基本规律是阳回则生，阳绝则死，阳复太过生脓、疡之变。"

"后人在对六经病认识不断深入的基础上，尝试揭示'六经'

的生理含义。 这其实也是中医药理论发展的基本程序——中医对于人体生理规律的认知，其实都是基于对病理规律的总结、反推而得出的。 而之所以出现这种需求，实乃后世伤寒学派拟将仲景伤寒辨治体系进行拓展，用于时行温病、杂病等的治疗，提出'六经钤百病'之说。 因此，六经实质（六经生理）也自然就成为许多伤寒学派大家关注的问题，创立了各种特色纷呈的学说。 我认为，'六经'作为生理概念，是对'六经病'的反证。 但由于临床对'六经病'的认识不断在深化中发展，所以只要我们对'六经病'的认识没有停步，中医对'六经'的认识也就不会有固定答案。"

"原来如此！ 既然'六经'没有答案，那么六经辨证又是怎么回事啊？"席建中打破砂锅问到底。

"六经辨证是指张仲景创立的用于外感病的一种辨证方法。它据感邪时间长短、病邪轻重、正气强弱等情况，将外感病大致划分为太阳病、阳明病、少阳病、太阴病、少阴病、厥阴病六个阶段，揭示了外感病邪侵袭人体所引起的病机变化及传变规律。 后世的八纲辨证、卫气营血辨证、三焦辨证等辨证方法都是在它的基础上发展而来。 到了今天，六经辨证不仅可以用于外感病，也可用于外感兼内伤以及内伤杂病。"

"所以，从本质上讲六经辨证是一种认识疾病的方法。"郭教授顿了顿："尤其是对于一些疑难病，由于缺乏明确的诊断，我们在面对时可能一头雾水，不知道从哪里下手。 此时，六经辨证就会给我们一种视角，教我们从六经病的角度认识这个病，看它是否属于六经病的某一种或者是某几种（合病或并病），然后再根据脉证，选择相应六经病中合适的经方来治疗。"

"郭教授！ 说到经方，虽然临床方证相合时效果特别好，可我们初学者在临床上总觉得不会用，这是怎么回事啊？"仲小依发问了。

"其实啊，学习和使用经方有个由浅入深的过程。我个人认为，对经方的使用大致可为三个层次。第一个层次是按图索骥法，这往往在初学经方的初级阶段用得比较多。如对于外感初起，仲景有太阳表实、太阳表虚、太阳温病之分类，分别对应麻黄汤、桂枝汤、越婢汤等。在临床中如果见到感冒、外感发热等患者，我们首先判断患者是否确属外感（太阳病），然后根据患者表现看与哪个类别相似或相合，继而针对性选择相应方药。但随着临床实践增多，我们常常会发现疾病的表现和证候要比伤寒的分类复杂得多，有时病人是无法进行归类的，这是就会陷入迷茫之中。通过继续学习，我们就会慢慢发现太阳病还有湿病、暍病、燥病以及兼夹等不同类型，了解到六经几乎皆有表证。这时，我们就会慢慢进入下一个层次——抓主症法。到了这一阶段，我们就开始抛却脑海中预设的病证分类，开始自觉不自觉地去辨析和抓患者适合某一经方的主要症候群（主症），如见发热、汗出、恶风、脉缓，则为桂枝汤证；头身痛、无汗、畏寒、脉紧，即为麻黄汤证；发热、面赤、额头痛、无汗、畏寒则为葛根汤证等。在这一阶段，随着临床实践的增多，我们又会对主症的理解进一步深化，开始不拘泥于书中的脉证描述，甚至开始加入新的症状表现，乃至于凭脉就可以处方等，形成一种灵活的、不拘一格的方证相应的处方用药模式。日本的汉方用药模式，应该就和我们的方证相合有些类似。随着临床经验的积累和对经方的理解不断深入，我们又会逐渐进入经方运用的第三个层次，即根据经方的主治病机而施治。这时，我们对经方的理解又会超越脉证。如桂枝汤，外感之表虚诚为其所宜，但《伤寒论》中虚人外感、外感汗后不解伤正、汗后不愈再汗，甚至虚人里证的营卫失和，都可以选择桂枝汤。这提示桂枝汤'卫强营弱'的病机实质是邪实正虚，营卫不和。因此，只要符合这一病机，临床都可以选择桂枝汤加减治疗，如《金匮》中经脉血虚、营卫不和之黄芪桂枝五物汤，脏腑阴阳虚损、心脾营卫失和之小建中汤，脾虚生寒、中焦营卫失和大建中汤，皆以虚实并见、营卫不和为主要病机，相应方剂也不过是桂枝汤的加减变化而已。 此时，我们通过类方间的归类和比较，临床选方用药会更准确、更具有针对性，疗效也会大大增强。"

"结合我近来的学习，我觉得古人非常聪明。 在古代生产力水平非常低下的情况下，人们没有办法弄清人为什么得病，但他们独辟蹊径，创造性地发明了'状态医学'——这当然是我自己的杜撰——六经病应该描述的就是人伤寒发病后的六种基本状态类型，而经方就是针对人体得病后的不同状态而设立的。 所以中医的辨证论治，很大程度上就是通过四诊收集信息，进行状态评估，然后处以相应的治疗方案，纠正其偏颇。 这和现代医学 ICU 的工作非常类似，尽管有时无法去除病因，但对于维持机体状态平衡，改善生存质量却常常有效。"席建中突发高论。

"你的看法的确很有见地。 但中医也在与时俱进，譬如外感疾病，明清温病学派就注意到致病因子往往在疾病转归中发挥决定性的作用，因此提出'戾气'学说，强调'一病一气'。 随着对病因的探求，中医的外感病开始分化，有了今天'风温'、'春温'、'暑温'、'秋燥'、'冬温'等多种外感热病，开始由粗放的'状态医学'向病因明确的'病证结合状态医学'迈进了。"说到这里，郭教授不由自主地笑了："你看，连我也开始受到你'状态医学'的影响了。"

望着窗外飞速变化的景色，体验着列车的飞驰，郭教授感慨道："近 200 年来，随着列强的入侵和现代医学的涌入，中医学发展的脚步的确放缓了。 但看到你们这些有志于中医药的年轻人，让我内心又充满希望。 虽然你们才仅仅跟了我一个多月的时间，但我仍能时时感受到你们的飞速进步。 我坚信随着中医药与当代科技、现代医学不断融合、发展，它必将迎来新的春天，乃至于缔造出一种具有中国特色的服务于全人类的新的医学模式。"

老师的鼓励令两个年轻的学子心潮澎湃，思绪像滔滔江水，伴着列车一起飞驰。